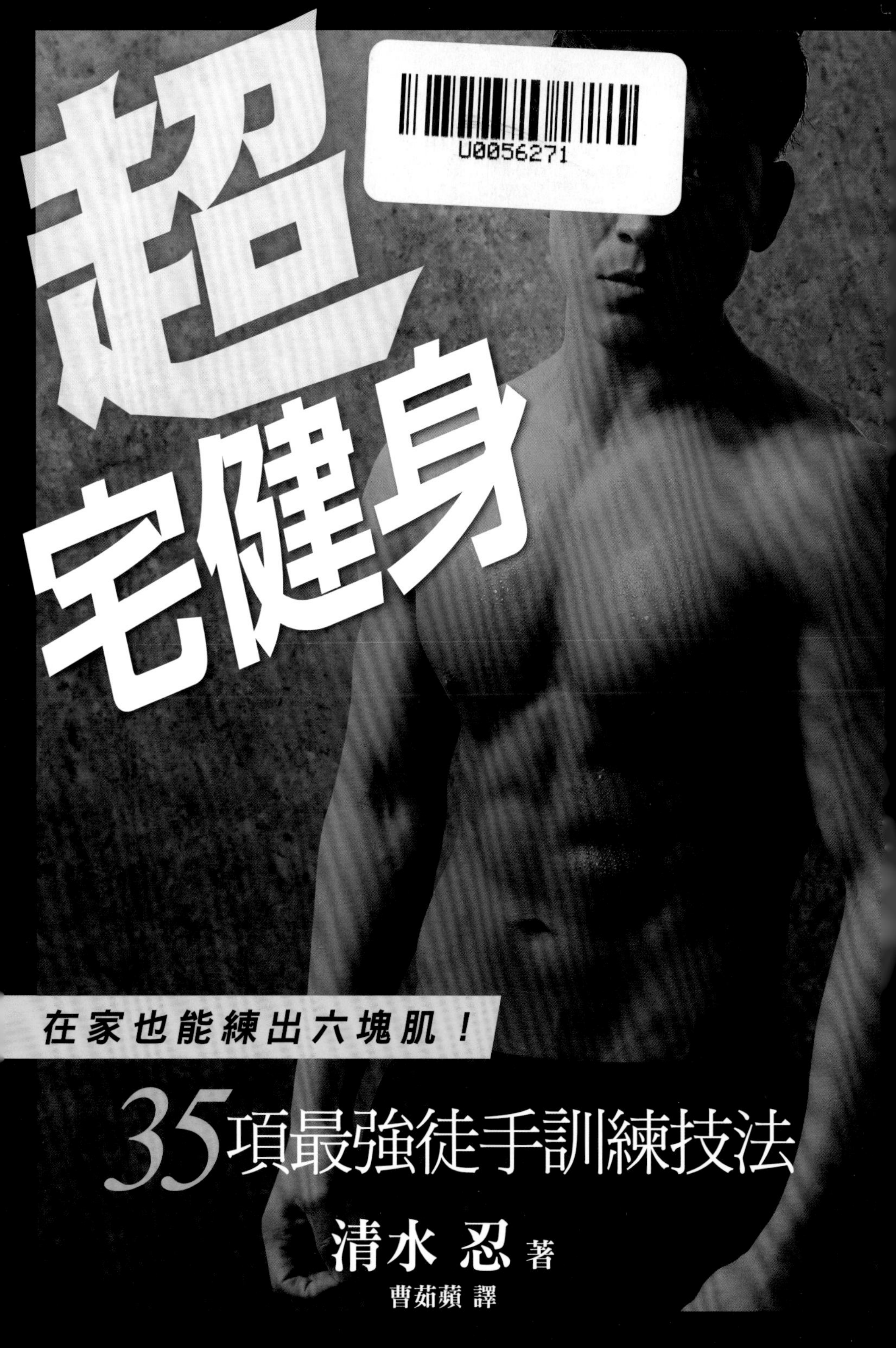

超宅健身

在家也能練出六塊肌！

35項最強徒手訓練技法

清水 忍 著

曹茹蘋 譯

前言

「在家用自身體重鍛鍊，並無法練出大肌肉。」

有非常多的中、高階健身者有這樣的想法。問他們為何會這樣想，大家給的回答都是「和在健身房做的重量訓練相比，負荷太小，沒辦法達到肌肥大的效果」。

每次聽到這句話，我都會說「那麼，請你試試看這套運動」，然後介紹徒手健身動作給對方。

結果永遠都一樣。毫無例外的，每個人無不痛苦到表情扭曲，一邊發出如哀號般的低吼聲，一邊好不容易才完成這套訓練。

雖然我也希望購買本書的你，能夠先試著做做看書中的動作……不過在那之前，請先觀看右下方的影片。

出現在影片中的，是本書的示範人物小野瀨翔悟先生。他除了是一位頗為活躍的私人教練，同時也是每每參加健美比賽都獲得最高榮譽的高階健身者。

相信各位從這部影片可以看得出來，**即便是像他這種肉體經過縝密鍛鍊的人，光是一個自體重量的訓練動作，**

高階健身者挑戰超宅健身動作！▲

就能讓他的身心受到相當大的折磨。

在運動生理學的教科書中，關於肌肥大的敘述如下。

「以最大肌力※1 80%的重量，舉8～10下為1組，組間休息約60秒，共進行3～5組。」

換言之，「如果不使用舉10下就會到達極限的重量，就不會肌肥大」。

也就是說，無論是伏地挺身還是徒手深蹲，對於能夠連續做30下、50下的人而言，那些動作的負荷都太小，無法達到肌肥大的效果。

我本身在成為教練後的前10年，一直都是如前所述一般，依據教科書上的理論進行教學及訓練，**深信只要沒有負重就無法做到肌肥大**。

這也難怪了，因為當時我就只是將教課書上的知識全部牢記起來，並沒有真正理解背後的本質——。

話雖如此，只是累積次數的徒手健身確實無法期待產生肌

※1
只能舉1下的重量。

肥大的效果。如果你也有這種感覺，那就馬上改變你的健身方式吧。

但假使這個時候，你立刻就擅自有了「在家徒手健身果然沒有意義！」的想法，那就大錯特錯了。即便是徒手健身，只要多費點心思還是能夠做到肌肥大。

就如同人們在重量訓練時會將焦點放在重量上，徒手健身時則容易在意做的次數多寡。但其實真正應該注重的是「要採取什麼樣的姿勢，才能對肌肉造成負擔」。

即便是體重這個有限的負荷，也能透過有效的姿勢和確實的動作，讓肌肉承受極大的負擔。為了將這個事實傳達給大家知道，於是我寫了這本書。

本書所介紹的運動，都是現任頂尖運動員及在健美比賽中備受注目的選手們，在訓練時實際會做的動作項目。他們的活躍表現，證明了**只要有正確的知識和正確的意識，也能靠著自體重量發揮強大的訓練效果**。

「超宅健身」不僅能夠滿足既有的宅健身需求，也能讓有定期在上健身房的人身形更進化，是一套非常實用的訓練。

本書特色

1 徹底解說！破壞肌肉的35種動作

本書精選出35種適合所有中、高階健身者的動作。肌肉會因為受到強烈的刺激而破壞，在修復的過程中逐漸肥大。「超宅健身」能夠大幅破壞你的肌肉，以及打破你對於宅健身的既有觀念，引導你邁向未知的成長。

2 「超理論」和「超格言」

「超宅健身」的35種動作可以對「為何要這麼做」的理論加以說明。為了讓這本書不只是告訴大家How to，而是可以有系統地學習健身方式，書中匯集了能夠激發狂熱健身魂的「超理論」。另外，實踐各種動作時希望大家注意的重點，則會在「超格言」中加以提示。一個人默默地在家健身時，最大的敵人就是怠惰鬆懈。透過格言，作者將成為你的專屬教練，像在旁邊監督一樣，用心為你提示重點。

3 徹底排除一般性的說明

身為中、高階健身者的讀者，應該都已經非常熟悉基本動作了，因此本書會極力省略各位已知的內容，將重點放在應用部分的解說。另外，有些動作也會使用最低限度的健身器材，像是彈力帶等等，但書中會介紹有別於一般的使用方法。

構成本書的要素中，最重要的就是「超理論」和「超格言」。因為就如同我一再重複的，能夠大幅改變負荷的是知識與意識。

理解以力學、生理學、解剖學作為根據的解說之後，你在影片中看見的東西將會變得不同，進而懂得如何增加對肌肉的負擔。

透過獨創的方法拉高運動強度、挑戰突破自身極限的喜悅，以及超越既有居家訓練項目的徒手健身樂趣，請各位務必細細體會。

希望有了這本書，能夠讓各位的宅健身觀念產生180度改變，同時讓肌肉被大幅破壞，思考和身體都超越以往，使今天成為你的紀念日。

我懷著如此深切的期盼，為各位獻上「超宅健身」。

清水忍

contents

contents

超宅健身35

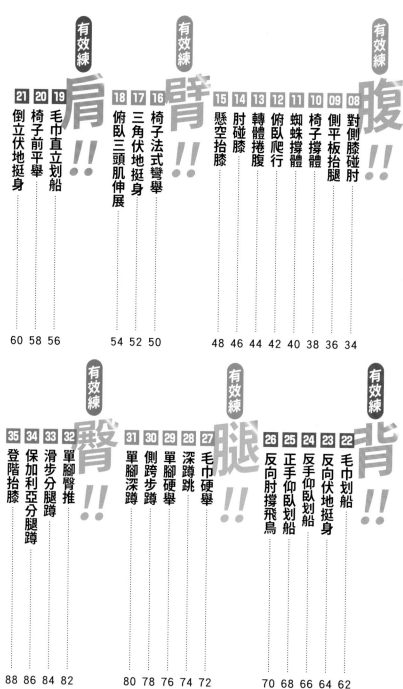

本書的使用方法

本書是由專為中、高階健身者安排的4個章節所組成。即使是認為「我是高階健身者，不需要基礎動作的資訊！」的人，也請務必從**「基本的宅健身5」**開始看起。因為像是【必須動作】、【應當留意的姿勢】等，裡面記載了在進行後續的**「超宅健身35」**本篇所介紹的動作之前，各位需要事先掌握的重點。

在**「靜態伸展18」**中，將會一如其名地介紹健身之後的伸展動作。靜態伸展是許多人經常容易忽略的部分，但其實伸展能夠幫助我們提升訓練的品質，這一點請各位留意。

最後是為想要打造更完美體態的人所安排的**「依目的分類！超快速成清單5」**。將依照各個部位介紹的超宅健身動作，配合「想要打造出何種身

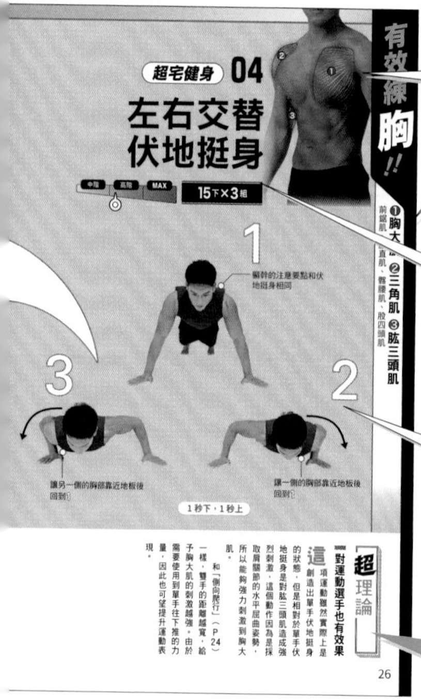

索引&肌肉圖

以圖解方式介紹各個動作的訓練部位、主要肌肉名稱*

*❶❷等的數字順序，代表被訓練到的肌肉的優先順位

概要

標示動作名稱、強度等級和訓練次數

How to

解說運動。確認動作的正確性及姿勢上應當注意的事項

超理論

從力學、生理學、解剖學的觀點，理論性地解說動作。理解「為何要這麼做？」不只能夠提升訓練精準度，只要再費點心思，還能更進一步增加對肌肉的負荷

形」的目的，安排出最佳的居家訓練清單。

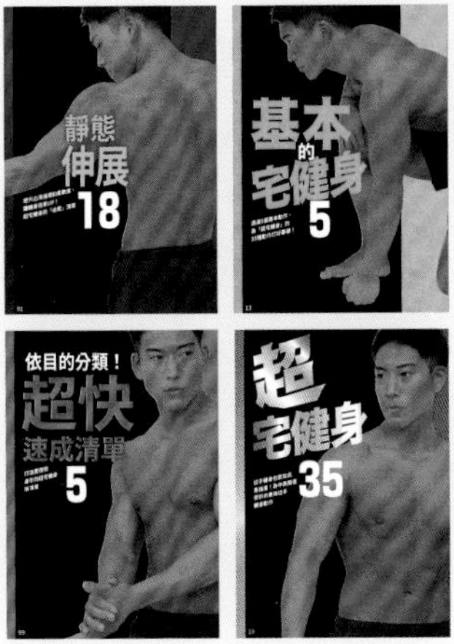

P13～

基本的宅健身 5

運用於「超宅健身」本篇的基礎知識。所有人必讀！

P19～

超宅健身 35

依照不同部位、強度等級介紹健身動作。

P91～

靜態伸展 18

為提升訓練品質，必須養成伸展的習慣。

P99～

依目的分類！超快速成清單5

介紹打造健美身形應具備的觀念和清單範例。

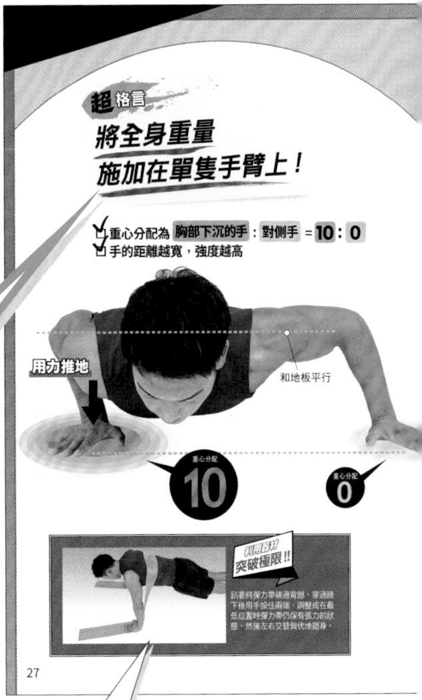

超格言

執行動作時最應該注意的重點。是超越既有居家健身的重要精華，請務必詳讀

強度提升法

有些動作可以透過加入彈力帶等器材，提高運動的強度。這裡會介紹做法

（注意）
包括宅健身在內的所有健身動作，或多或少都帶有受傷的風險。尤其本書所介紹的運動多為高強度動作，因此請視自身的肌力斟酌執行，千萬不要勉強。另外，慢性疾病患者在開始運動之前，請務必先向主治醫師諮詢。
其次，關於會使用到桌椅的運動，請選擇穩定、不易晃動的桌椅，並且在動作過程中小心翻覆或跌落。

宅健身的大前提

利用知識增加負荷

只要費點心思，就能讓肌肉承受極大的負荷。為此，我將必要知識的解說整理成影片，請各位先掃描右上方的QR code觀看確認（影片以日文講解，僅供動作參考）。

向心收縮

發揮肌力比負荷大

等長收縮

發揮肌力和負荷相當

離心收縮

發揮肌力比負荷小

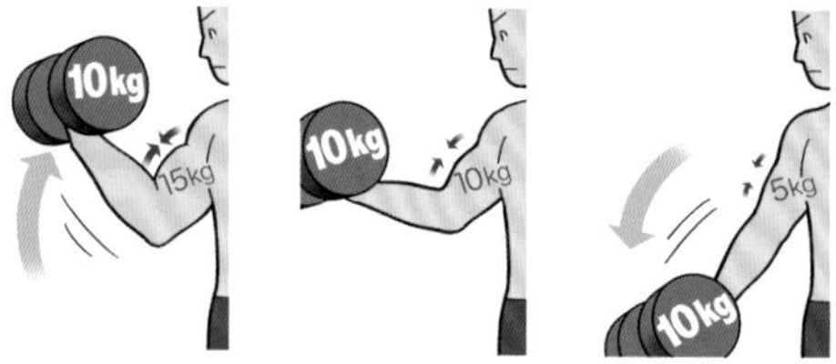

肌肉會縮短　　肌肉的長度不變　　肌肉被拉長

力矩

活動關節的力量 ＝ 力臂 × 負荷

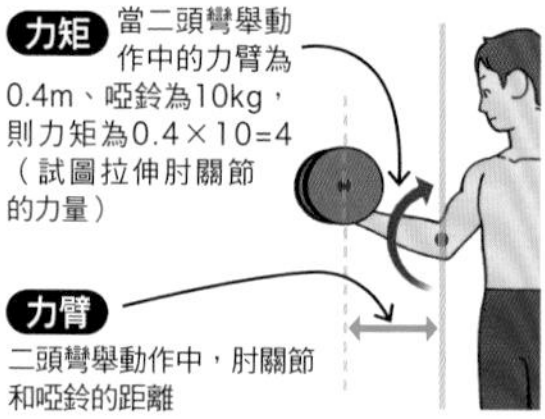

要如何實際運用這些知識呢？以伏地挺身為例，只要胸大肌發揮出比體重更大的力量，那麼身體就會上升（向心收縮）；如果只發揮出很小的力量，就會因為支撐不了體重而下降（離心收縮）。由此可知，伏地挺身在下降時發揮的肌力較小＝胸大肌處於輕鬆狀態。

假設體重是60kg，那麼當發揮出來的肌力是59kg時就會緩緩下降，但是如果發揮肌力為30kg，就會咚一聲地迅速下墜。也就是說，盡可能緩慢下降代表著正在大大地發揮肌力，而光是如此便能對肌肉產生負荷。

然後是手擺放的位置。由於雙手的距離越寬，肩關節與手之間的力臂就越長，力矩也就隨之增加。因此，手擺在離肩關節較遠的位置，對胸大肌的負擔比較大。

如同以上所言，***即使沒有器具，只要有知識一樣能讓肌肉承受很大的負擔。***在開始之前，請務必在此確實地吸收知識，因為這正是超越以往的居家健身之祕訣。好了，接下來就讓我們一起鍛鍊出厚實肌肉吧！

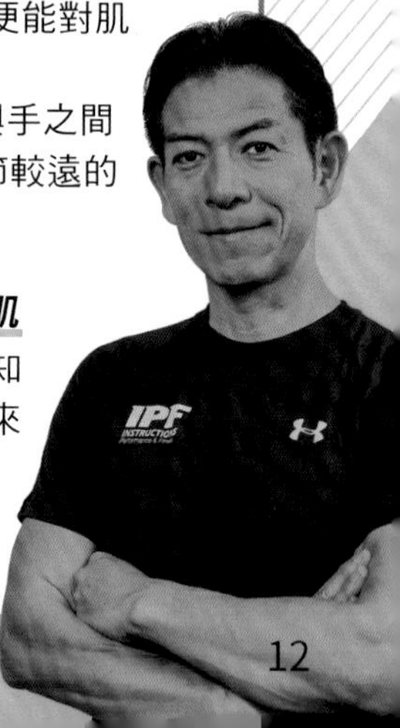

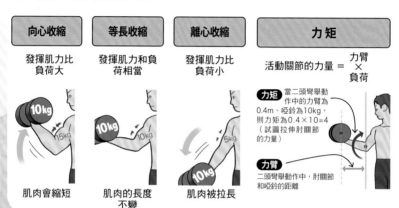

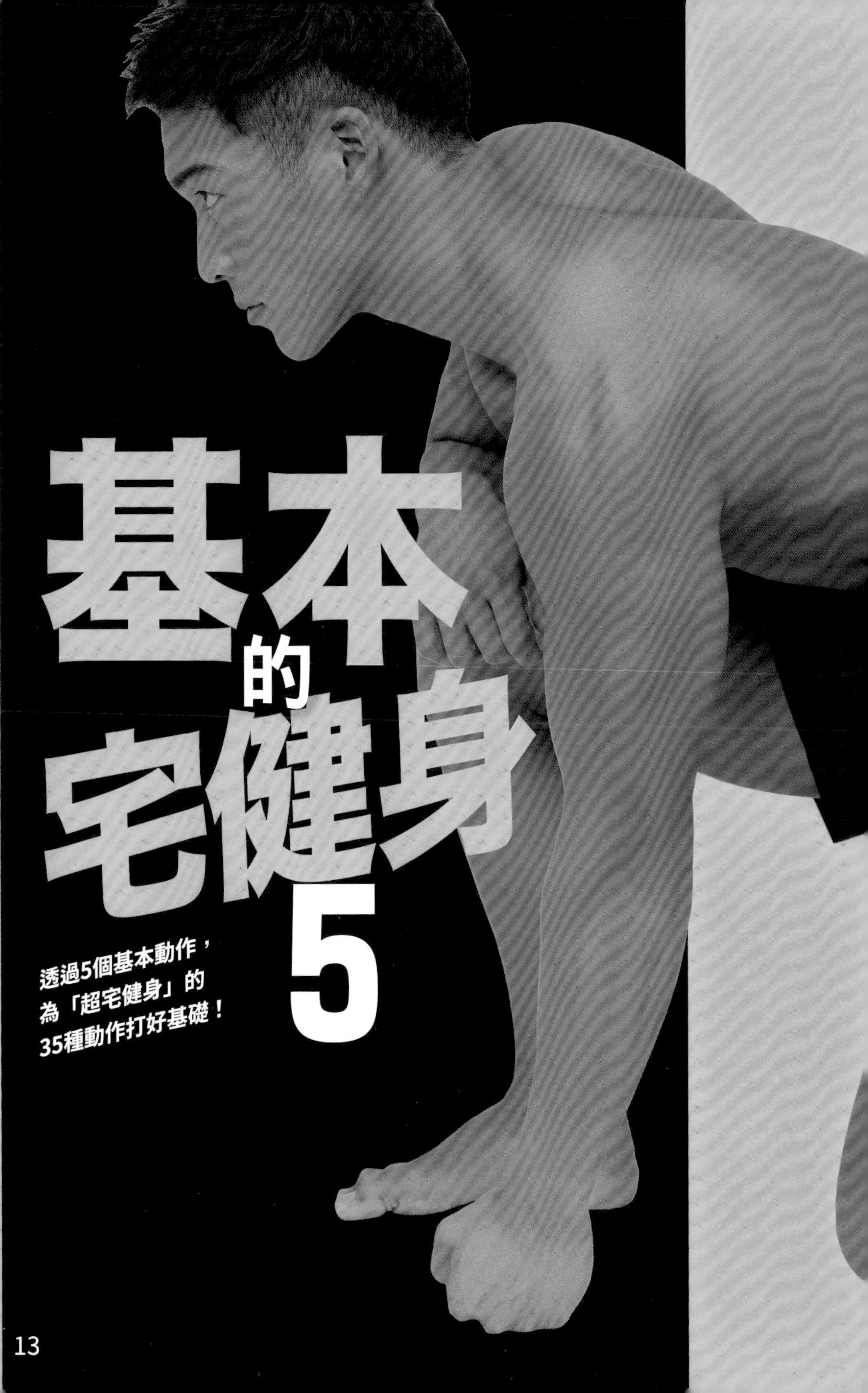

基本的宅健身5

透過5個基本動作，
為「超宅健身」的
35種動作打好基礎！

有效練胸！

❶胸大肌
❷三角肌
三頭肌、前鋸肌、腹直肌、髂腰肌、股四頭肌

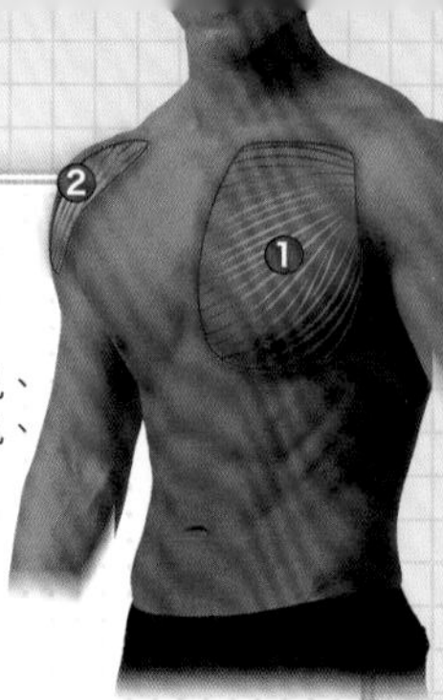

基本的宅健身

01 伏地挺身

15下×3組

用全力推地板！

在起始姿勢中，要讓肩膀到腳跟呈一直線，同時稍微打開肩胛骨，略微拱腰。如此一來，就能讓軀幹在動作過程中始終繃緊有力。接著，在將下降至地板的胸部向上推起時，手腳要同時用力推地，讓腿也一起參與動作。請各位記住，伏地挺身是一項以胸部為中心的全身性運動。

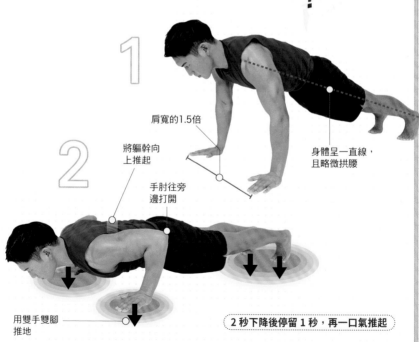

2 秒下降後停留 1 秒，再一口氣推起

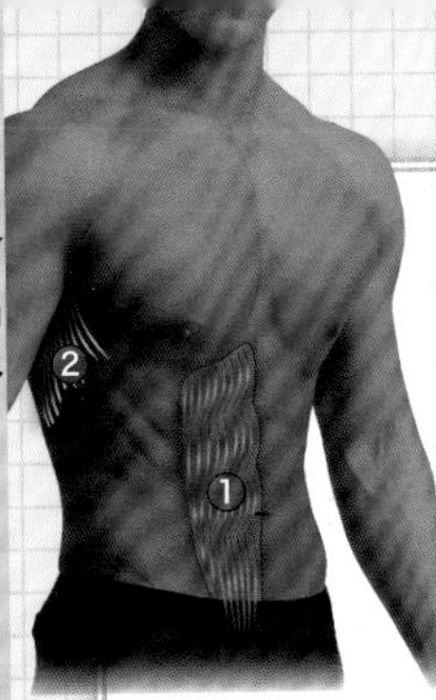

❶腹直肌
❷前鋸肌
髂腰肌、股四頭肌

有效練腹！

基本的宅健身

02 平板支撐

停留2分鐘

一定要略微拱腰！

提到平板支撐，許多人都會覺得應該讓身體像板子一樣保持筆直，但其實做出略微拱腰的姿勢非常重要，因為這樣可以讓軀幹在動作過程中始終繃緊有力。在停留這個姿勢2分鐘的期間，要不停地用手肘和腳尖用力推地板，以刺激其他所有的肌肉。

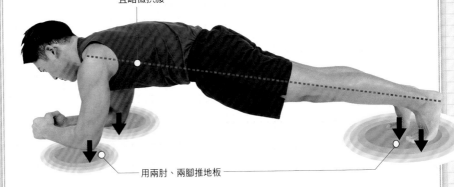

在略微拱腰的姿勢下停留 2 分鐘

有效練腹！

❶腹直肌

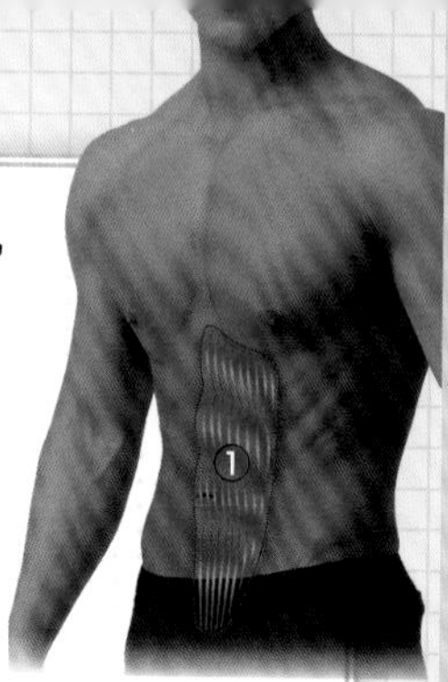

基本的宅健身

03 捲腹

20下×3組

這雖然是所謂的腹肌運動，但是動作時最重要的不是「抬起上半身」，而是要想著「讓肋骨去靠近恥骨」。從最接近的位置，再努力往恥骨更靠近一點，能夠使腹直肌收縮至極限＝給予強烈的刺激。十指交扣在頭後側的手只要輕輕貼著就好，千萬不要用手去拉頭。另外，完全抬起上半身反而會讓肌肉呈現休息狀態，這一點要格外留意。

再「多努力一下」！

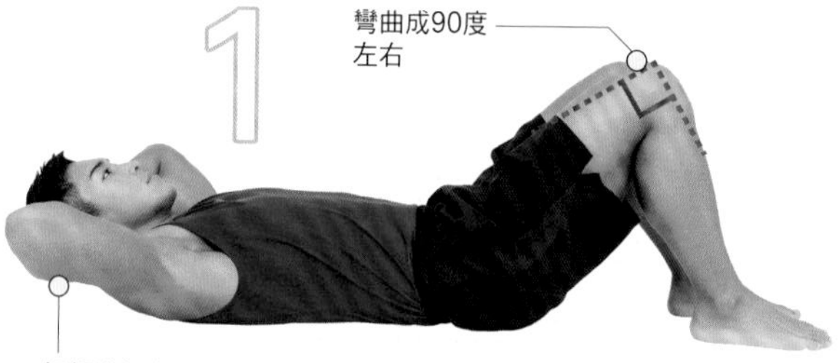
1
彎曲成90度左右
輕輕交扣在頭後側，打開手肘

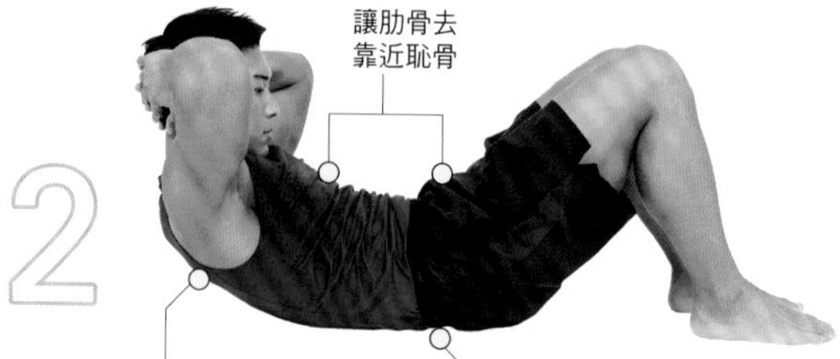

2 秒抬起後停留 1 秒，再以 2 秒下降

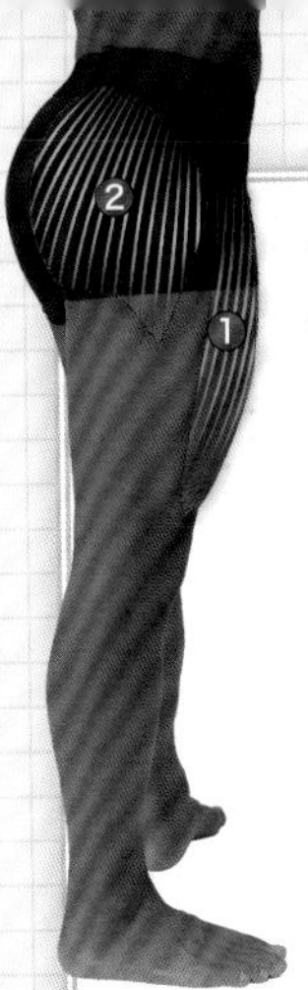

❶股四頭肌
❷臀大肌
大腿後側肌群

有效練腿！

基本的宅健身

04 深蹲

20下×3組

以腳跟發力踩地！

避免上半身前傾和折腰，盡可能讓骨盆保持中立。接著將重心放在腳跟，膝蓋向外打開蹲下，再用力踩地站起來，這樣就能做到整體發力而非只有特定肌肉在出力。要做到以腳跟用力踩地，首先必須讓腳跟保持著地且膝蓋不內夾。提到深蹲，經常有人說膝蓋不可以超過腳尖，但其實只要將重心放在腳跟上，膝蓋就自然而然不會往前跑了（左圖）。

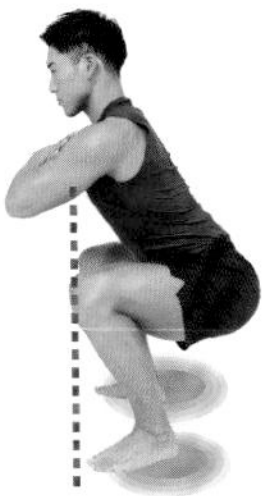

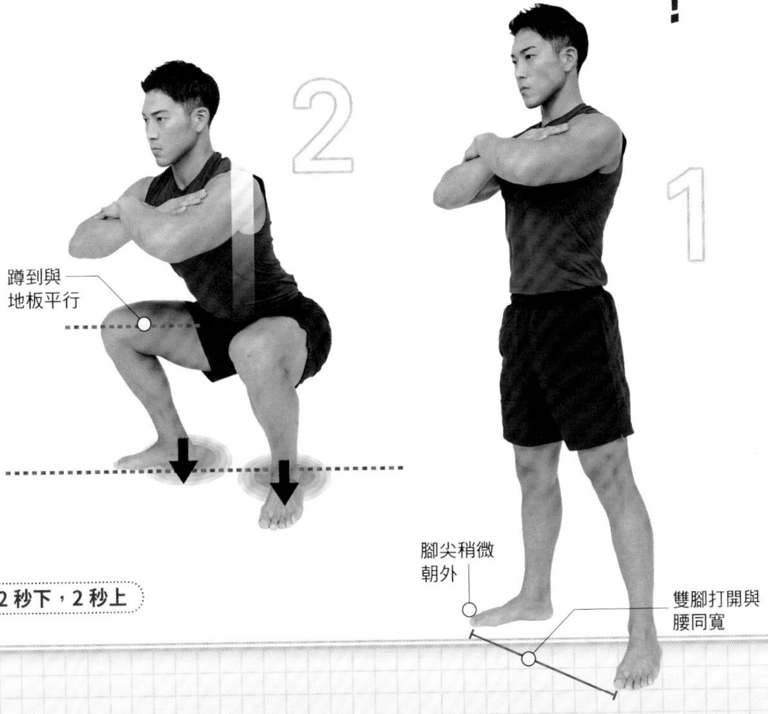
2
1
蹲到與
地板平行
腳尖稍微
朝外
雙腳打開與
腰同寬

2 秒下，2 秒上

有效練腿！

❶臀大肌
❷大腿後側肌群
股四頭肌

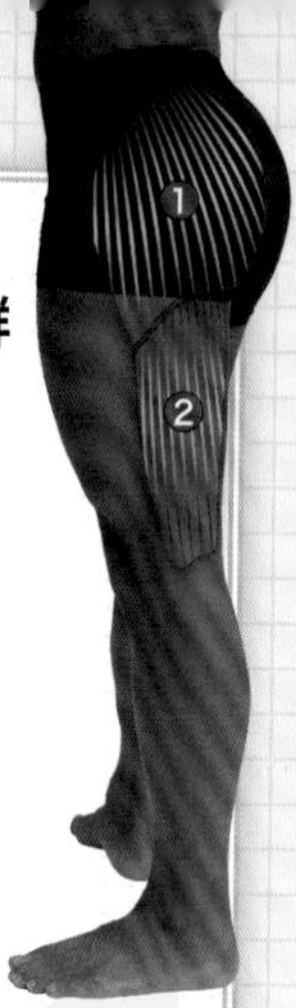

基本的宅健身

05 跨步蹲

左右各20下×3組

重心分配前6：後4

一腳往前跨出去，後腳膝蓋點地。接著找到前後腳的膝蓋都呈90度的位置，站起來之後就是動作的起始姿勢。稍微前傾上半身，將重心分配成前6：後4，這樣可以優先刺激到前腳的臀大肌和後腳的股四頭肌（尤其是股直肌）。蹲下時要緩緩地往正下方蹲。一旦軌跡偏移，身體就會失去平衡，導致膝蓋超出腳尖，這一點要特別留意。

1

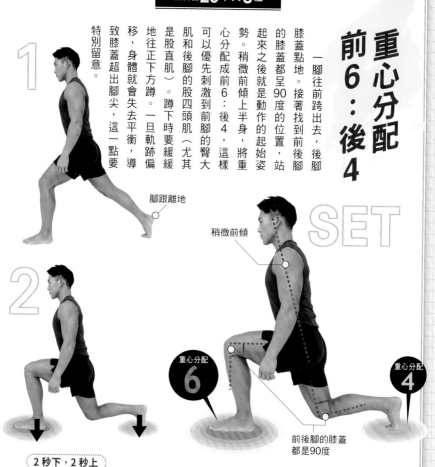

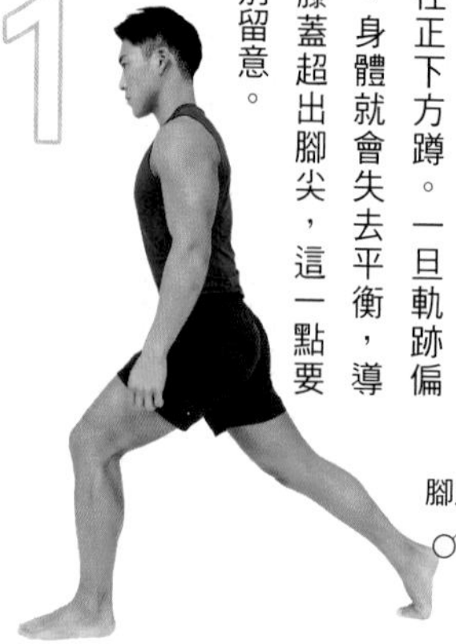

腳跟離地

SET

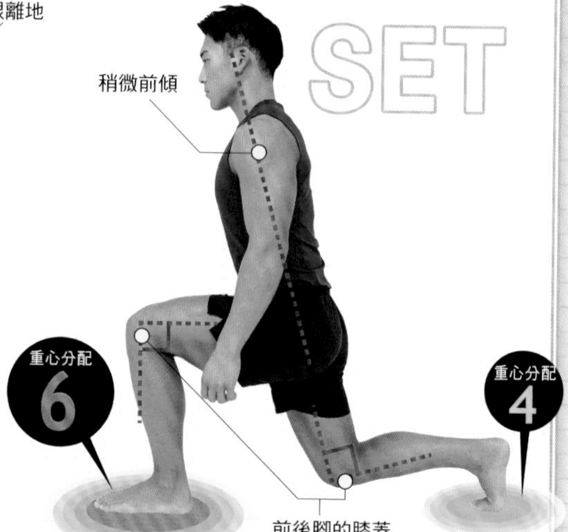

稍微前傾
重心分配
6
重心分配
4
前後腳的膝蓋
都是90度

2

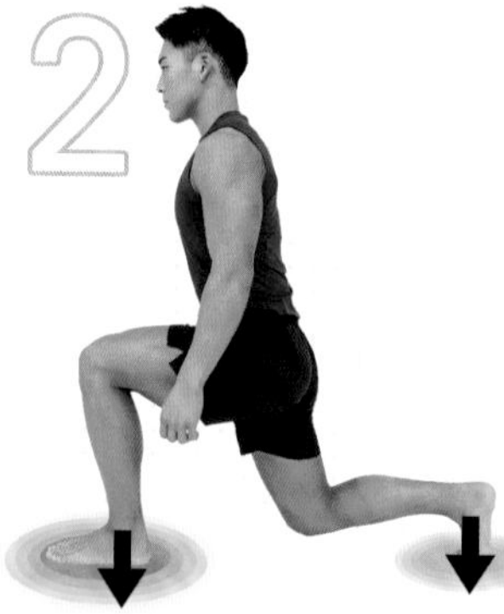

2秒下，2秒上

超宅健身35

徒手健身也能如此
高強度！為中高階者
安排的最強徒手
健身動作

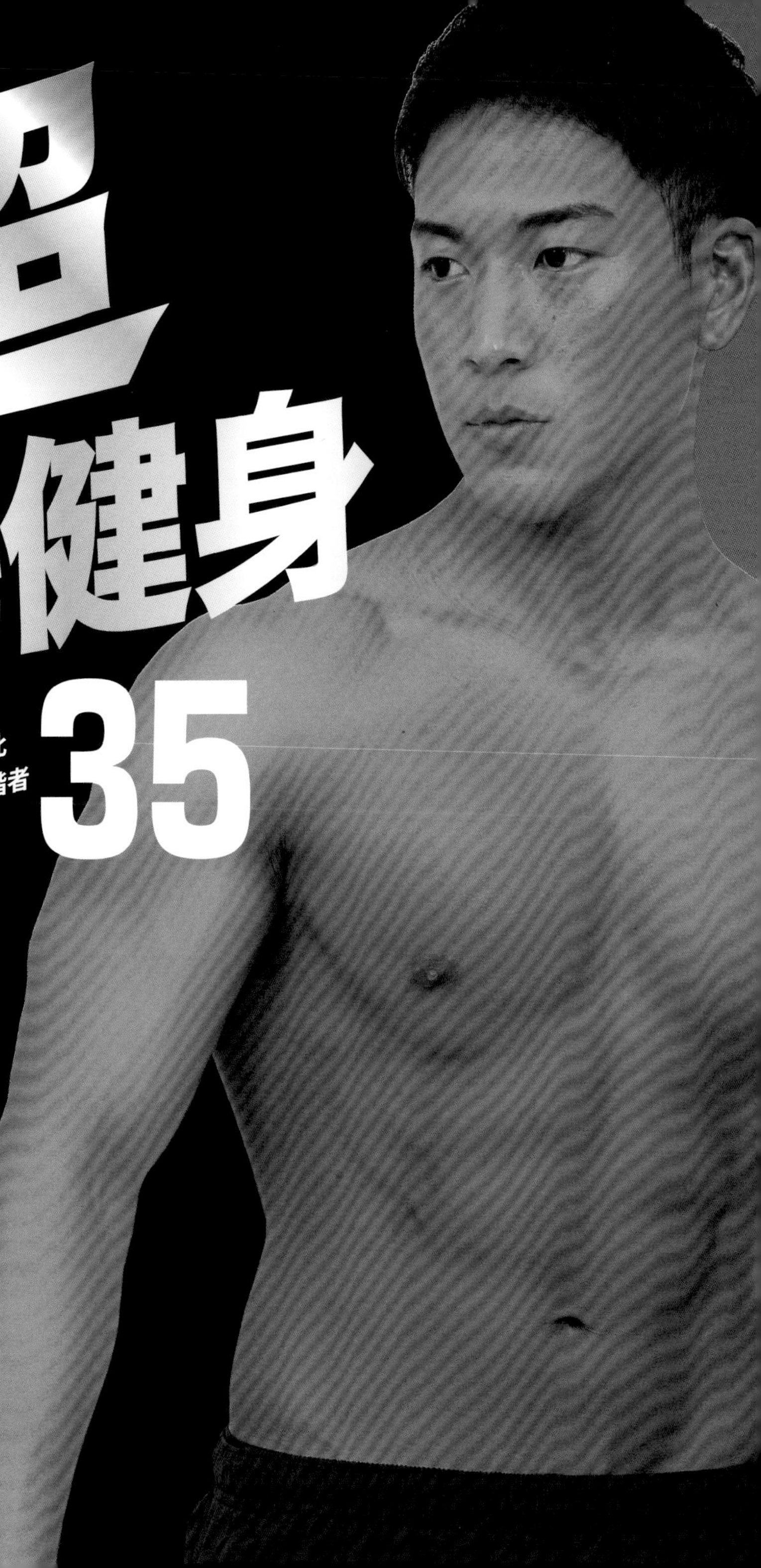

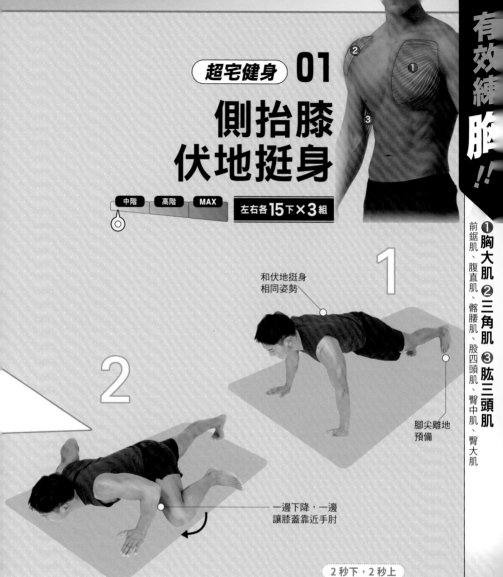

超宅健身 01

側抬膝伏地挺身

中階　高階　MAX

左右各15下×3組

❶胸大肌❷三角肌❸肱三頭肌

前鋸肌、腹直肌、髂腰肌、股四頭肌、臀中肌、臀大肌

2秒下，2秒上

超理論

在動作過程中發揮肌力

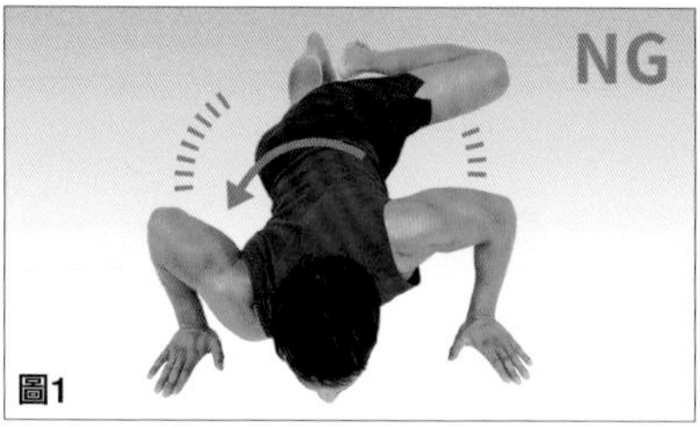

圖1

骨盆不可旋轉

在一般的伏地挺身中加入抬膝，會讓抬膝那一側的胸部承受更大的負荷。在下半身重心不穩定的狀態之下，發揮上半身的肌力＝促使身體在動作過程中發揮肌力，這一點正是這個動作會被挑選出來的主要原因。

另外，要能夠正確執

超格言

即使抬起膝蓋，身體也不能傾斜！

☑ 身體要隨時和地板平行

☑ 注意腰部不可下凹

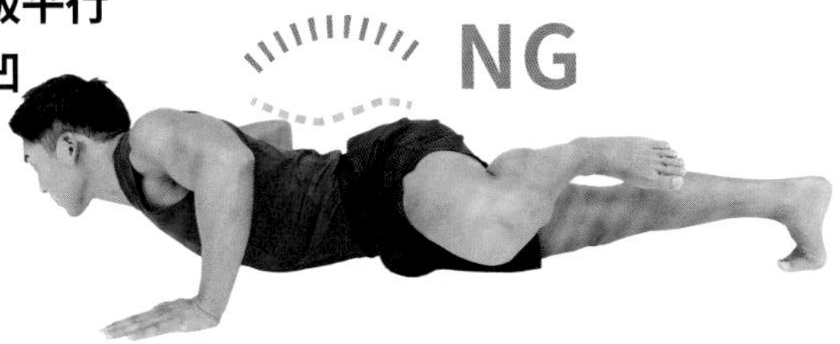

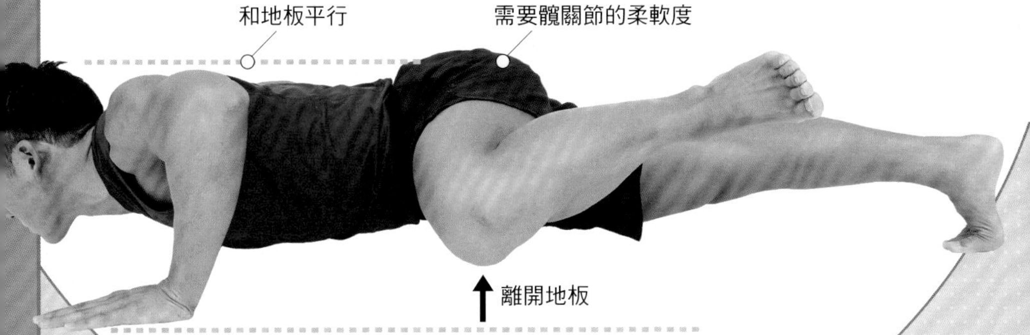

行抬膝這個動作，需要足夠的柔軟度。假使嘗試過後，發現自己的柔軟度不足，出現「膝蓋無法靠近手肘」、「一旦試圖靠近，骨盆就會旋轉」（圖1）的情形，就表示你尚未獲得超宅健身的挑戰權。既然知道自己的不足之處了，那麼就請先以加強柔軟度為優先。

由於這個動作只要正確執行，也會同時訓練到臀部，因此可以當成以胸部為中心的全身性運動來活用。

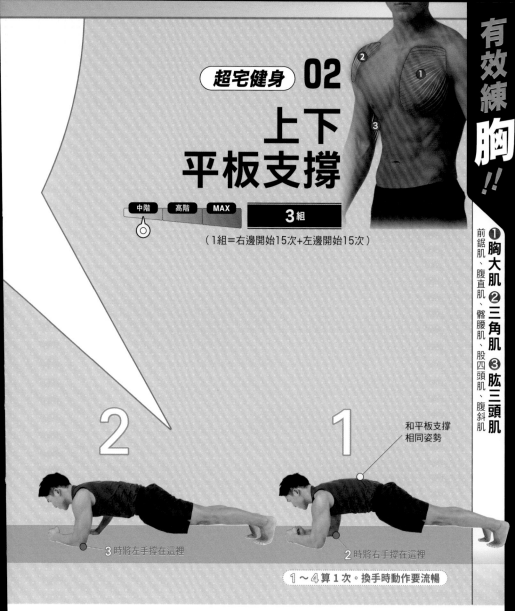

超宅健身 02

上下平板支撐

中階 高階 MAX

3組

（1組＝右邊開始15次+左邊開始15次）

超理論

動作要精準確實

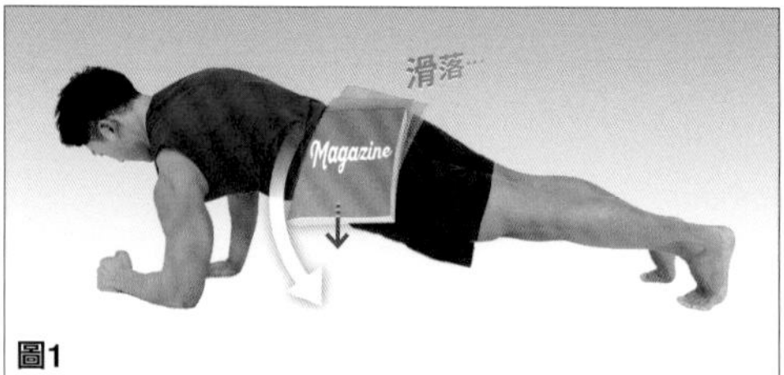

圖1

只要在腰部放上雜誌便一目了然

開始做出平板支撐的姿勢之後，動作過程中也要隨時保持身體與地板平行的姿勢。請各位務必要將動作做得精準確實。

為了抑制身體傾斜和骨盆旋轉，需要以手用力推地

超格言

身體保持平行！絕對不可傾斜！

- ☑ 維持胸部和地板之間的空間
- ☑ 以手用力推地的力量抬起身體

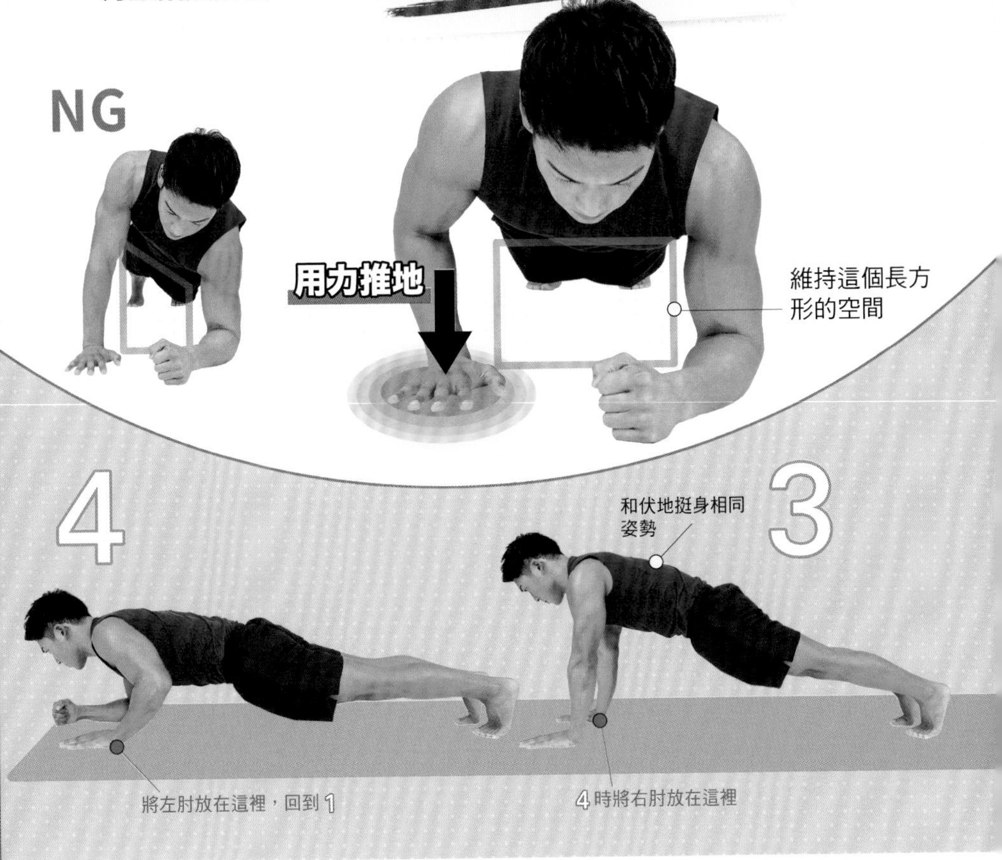

NG
用力推地
維持這個長方形的空間
4
3
和伏地挺身相同姿勢
將左肘放在這裡，回到1
4時將右肘放在這裡

的力量，以及髂腰肌、腹斜肌的協同發力。由於自始至終都要讓軀幹用力繃緊，因此對於提升動作和軀幹之間的連動性也很有效果。

另外，這項運動和其他運動不同的地方在於，是右邊開始和左邊開始各做15次才算完成1組。因為動作的負荷並不大，所以要提高次數好讓肌肉確實受到鍛鍊。

建議各位可以在背部放上雜誌，以掌握身體與地板平行的感覺。這項運動看起來好像很簡單，但實際試過之後才會發現雜誌意外地容易掉下來（圖1）。

超宅健身 03

側向爬行

中階 高階 MAX（中階）

往返15次×3組

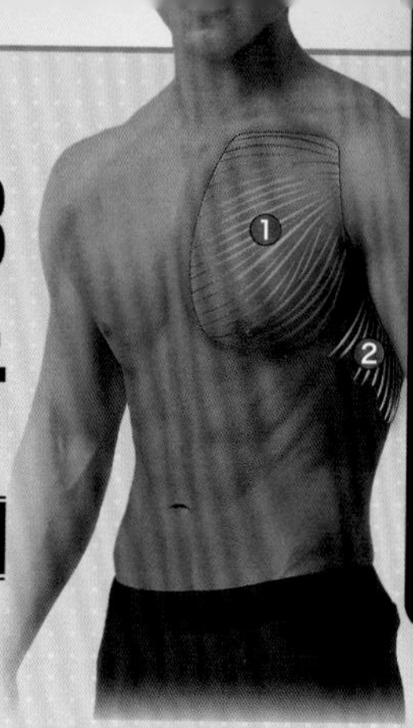
①
②

❶胸大肌 ❷前鋸肌
腹直肌、髂腰肌、股四頭肌

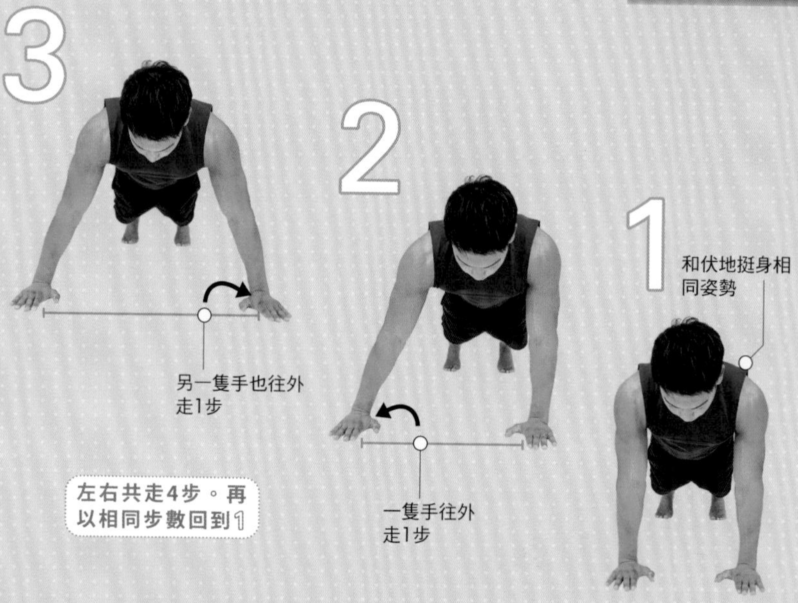
1
和伏地挺身相同姿勢
2
一隻手往外走1步
3
另一隻手也往外走1步

左右共走4步。再以相同步數回到1

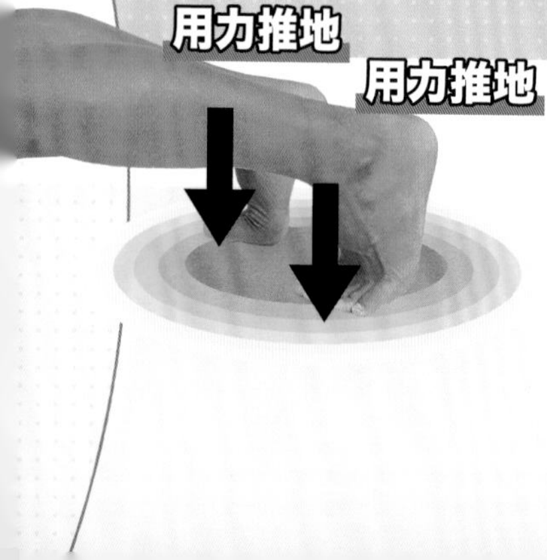
用力推地
用力推地

超理論

活用槓桿原理

從伏地挺身的姿勢，逐漸將雙手的距離延展至極限。而「極限」的意思，是勉強可以回到原本姿勢的位置。從槓桿原理的觀點來看，延展至極限的狀態能夠帶給胸大肌最大的負荷。如果想追求更強烈的刺激，可以極力縮短雙手距離狹窄的時間（動作2、3），立刻就將雙手向外延展。只不過，還是別忘了每次延展都要稍作停留。

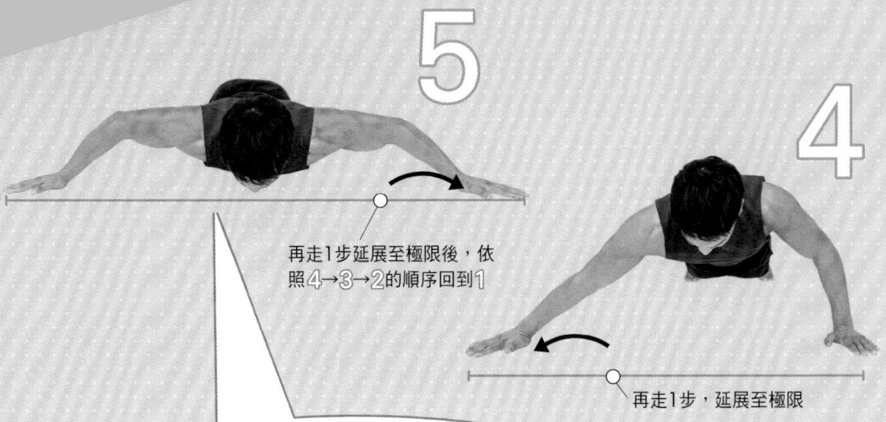
5
4
再走1步延展至極限後，依照4→3→2的順序回到1
再走1步，延展至極限

超格言

盡可能讓手走到最遠！腰部絕對不可下凹！

- ☑ 確實穩定軀幹
- ☑ 用手和腳尖用力推地

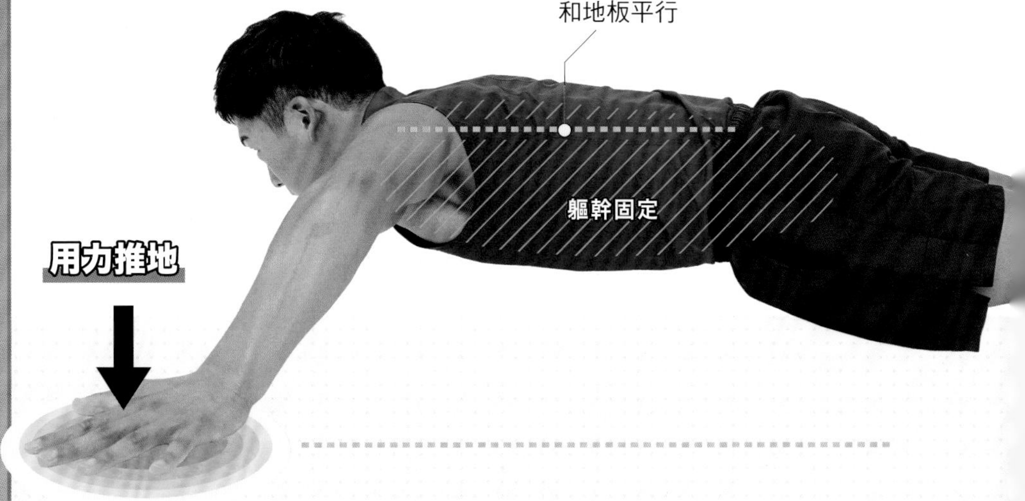
和地板平行
軀幹固定
用力推地

超宅健身 04

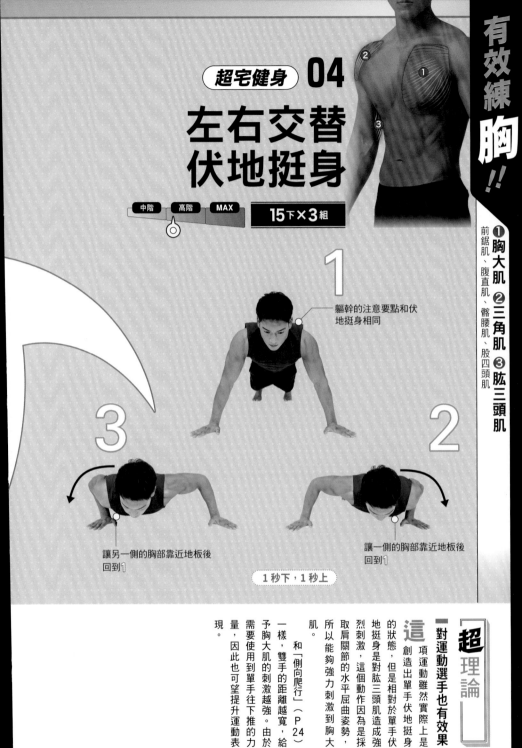

左右交替伏地挺身

中階 高階 MAX

15下×3組

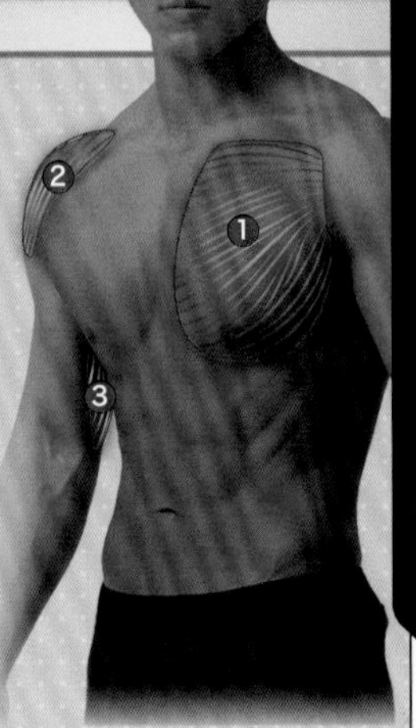

❶胸大肌 ❷三角肌 ❸肱三頭肌
前鋸肌、腹直肌、髂腰肌、股四頭肌

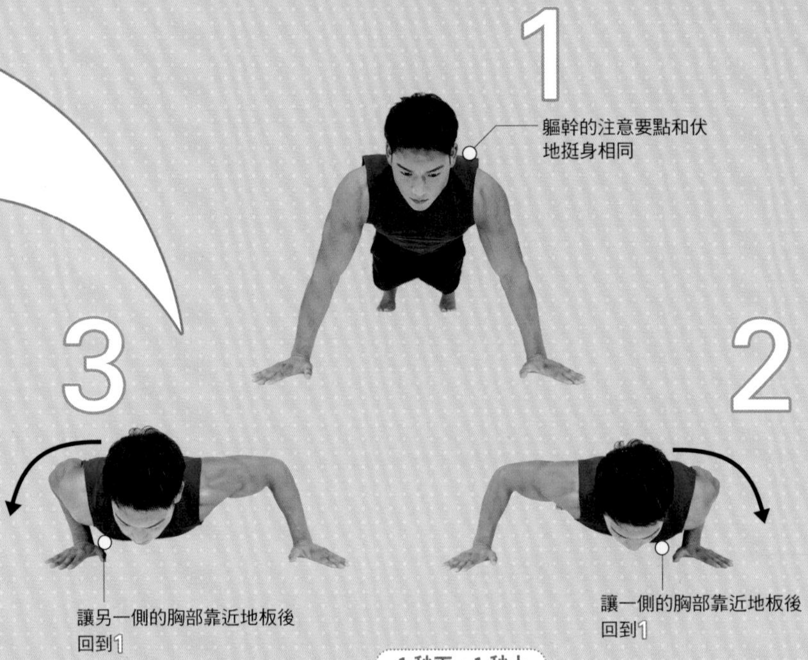

1
軀幹的注意要點和伏地挺身相同
2
讓一側的胸部靠近地板後回到1
3
讓另一側的胸部靠近地板後回到1

1秒下，1秒上

超理論

對運動選手也有效果

這項運動雖然實際上是創造出單手伏地挺身的狀態，但是相對於單手伏地挺身是對肱三頭肌造成強烈刺激，這個動作因為是採取肩關節的水平屈曲姿勢，所以能夠強力刺激到胸大肌。

和「側向爬行」（P24）一樣，雙手的距離越寬，給予胸大肌的刺激越強。由於需要使用到單手往下推的力量，因此也可望提升運動表現。

超格言

將全身重量施加在單隻手臂上！

- ☑ 重心分配為 胸部下沉的手：對側手 = 10：0
- ☑ 手的距離越寬，強度越高

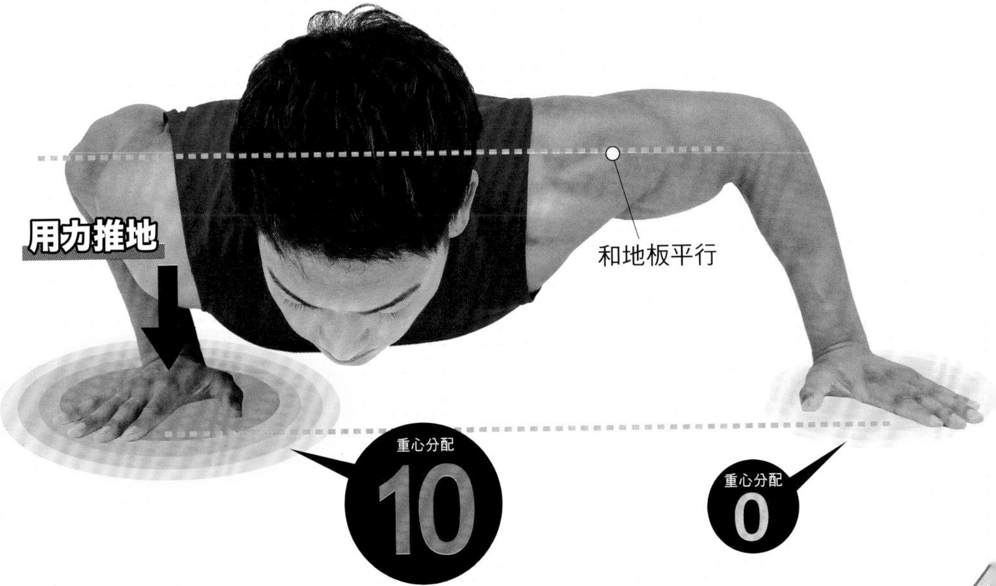

利用器材突破極限!!

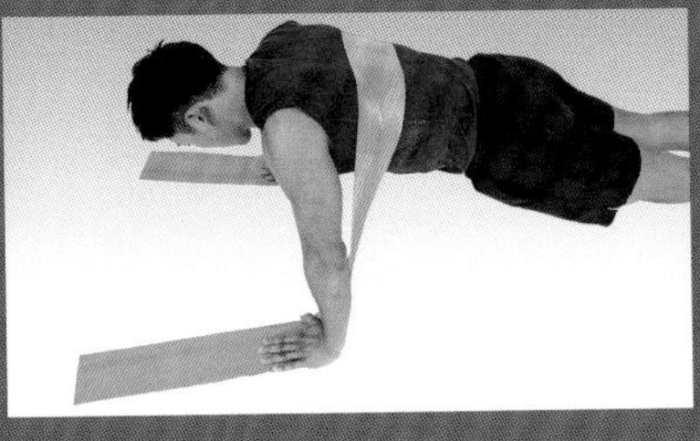

趴著將彈力帶繞過背部，穿過腋下後用手按住兩端。調整成在最低位置時彈力帶仍保有張力的狀態，然後左右交替做伏地挺身。

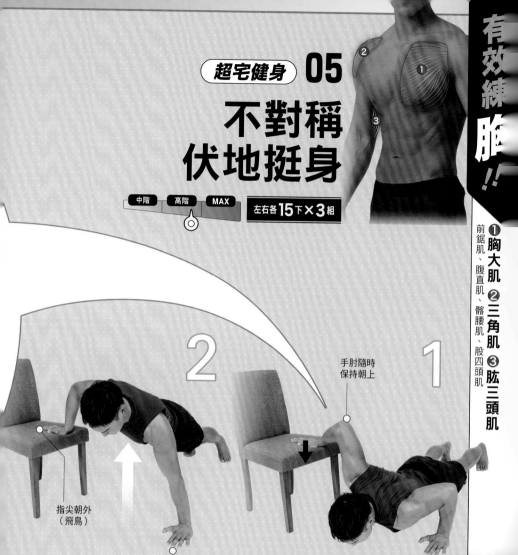

超宅健身 05

不對稱伏地挺身

中階　高階　MAX

左右各15下×3組

❶胸大肌 ❷三角肌 ❸肱三頭肌

前鋸肌、腹直肌、髂腰肌、股四頭肌

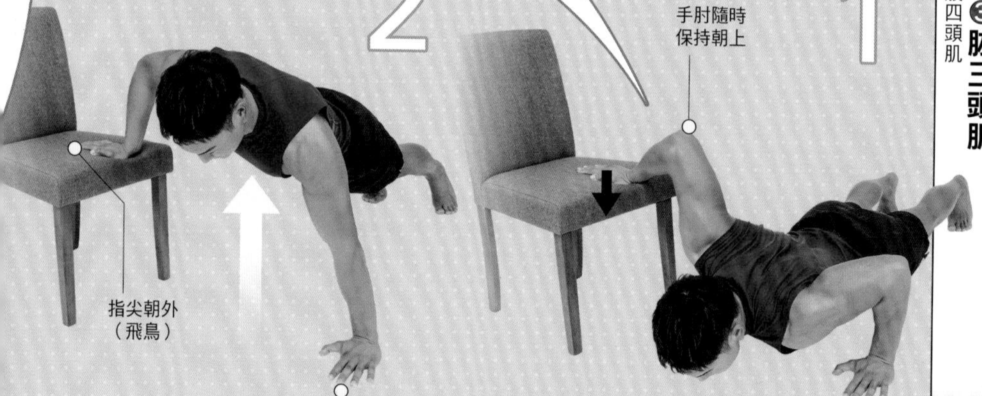

超理論

講求肩關節的活動度！

這項運動結合了推舉和飛鳥兩個動作，需要特別留意手指尖的方向。根據槓桿原理，手在椅子上那一側，給予胸大肌的負荷會比手在地板上那一側來得大；同樣根據槓桿原理，手在地板上那一側，對肱三頭肌造成的刺激會比手在椅子上那一側來得強烈。

另外，進行飛鳥動作時，必須讓椅子上的手肘隨時保持朝上，因此肩關節需要具備一定的活動度。這項運動之所以被列為高階動作，不只是因為強度高，還因為需要有高度的柔軟度和適當的活動度。

超格言

用全力推椅面！

- 飛鳥側的手肘要隨時朝上
- 如果肩膀感覺不對勁就調整椅子的高度

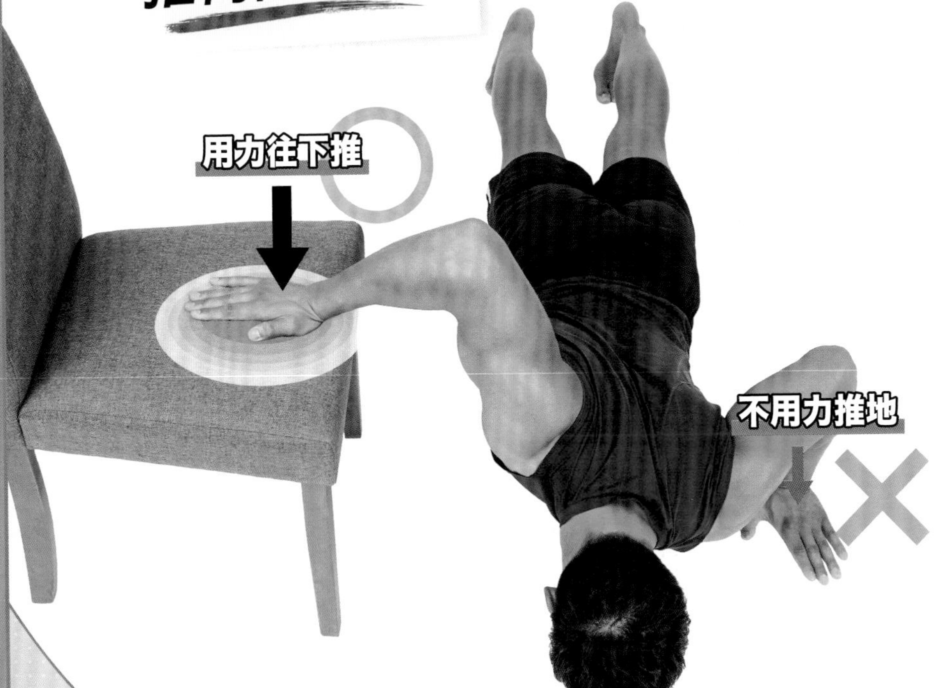

利用器材 突破極限!!

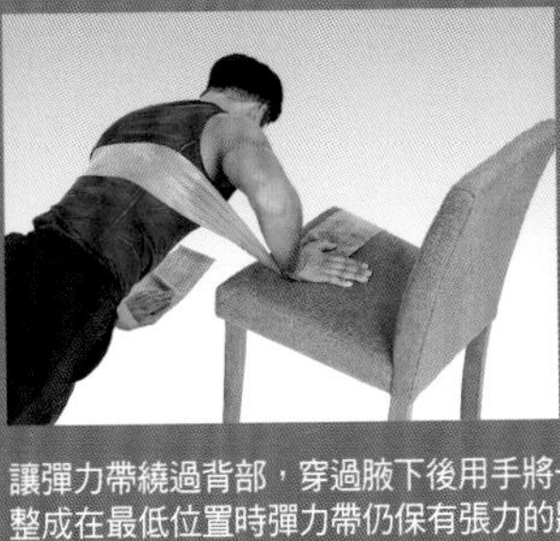

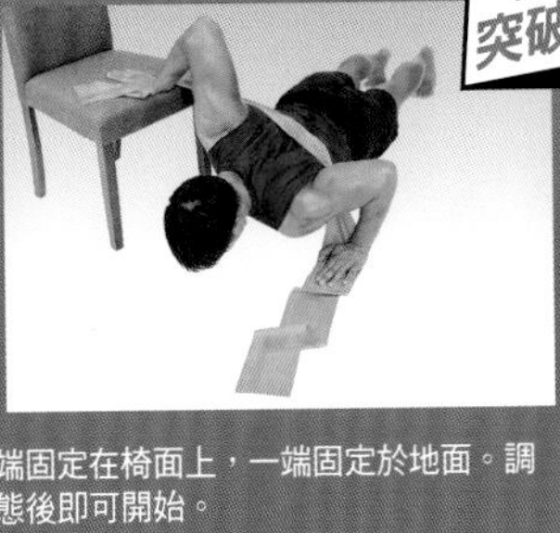

讓彈力帶繞過背部，穿過腋下後用手將一端固定在椅面上，一端固定於地面。調整成在最低位置時彈力帶仍保有張力的狀態後即可開始。

超宅健身 06

慢速
伏地挺身

中階 高階 MAX

左右各10下×3組

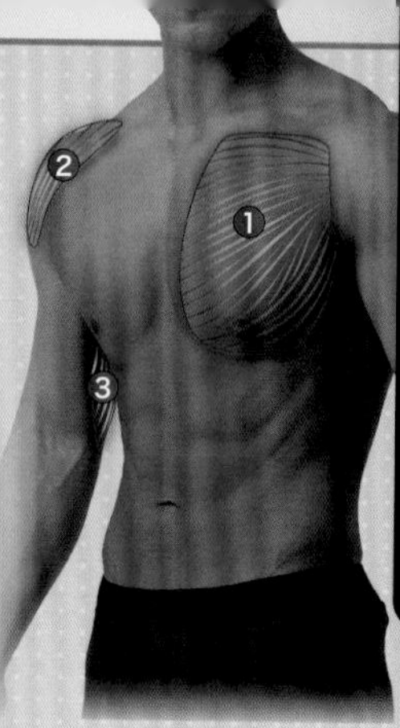

❶胸大肌 ❷三角肌 ❸肱三頭肌

前鋸肌、腹直肌、髂腰肌、股四頭肌

超格言

用力推椅面！對側手非到最後一刻不要碰地！

- ☑ 緩緩下降是最關鍵的重點
- ☑ 假使覺得難受，就加強對軀幹的意識

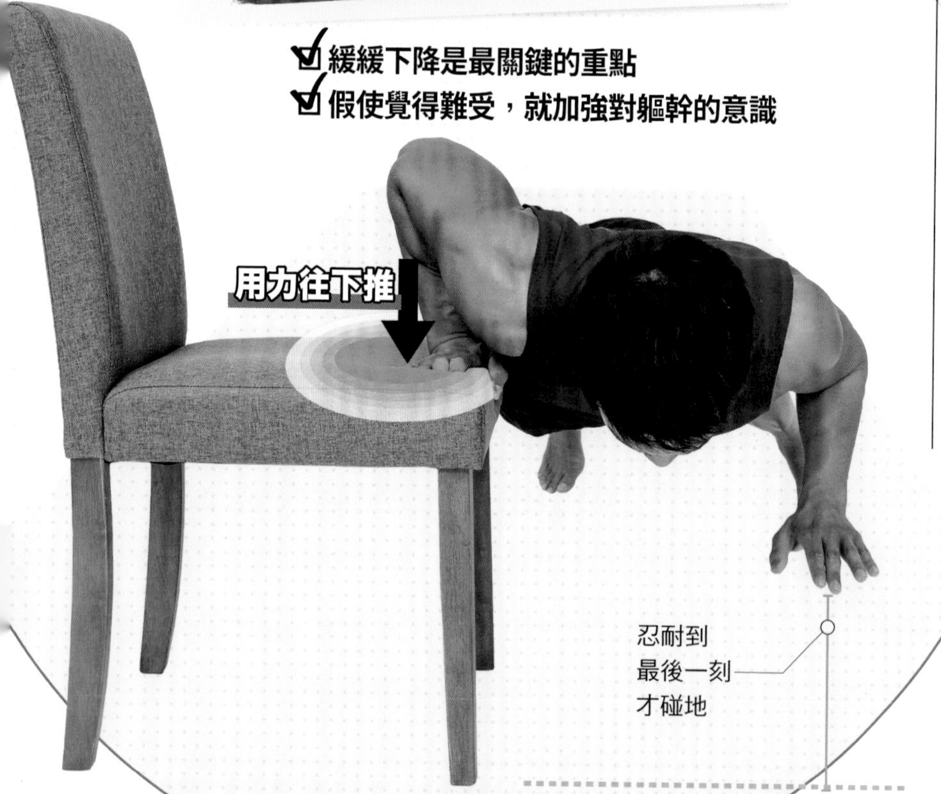
用力往下推
忍耐到
最後一刻
才碰地

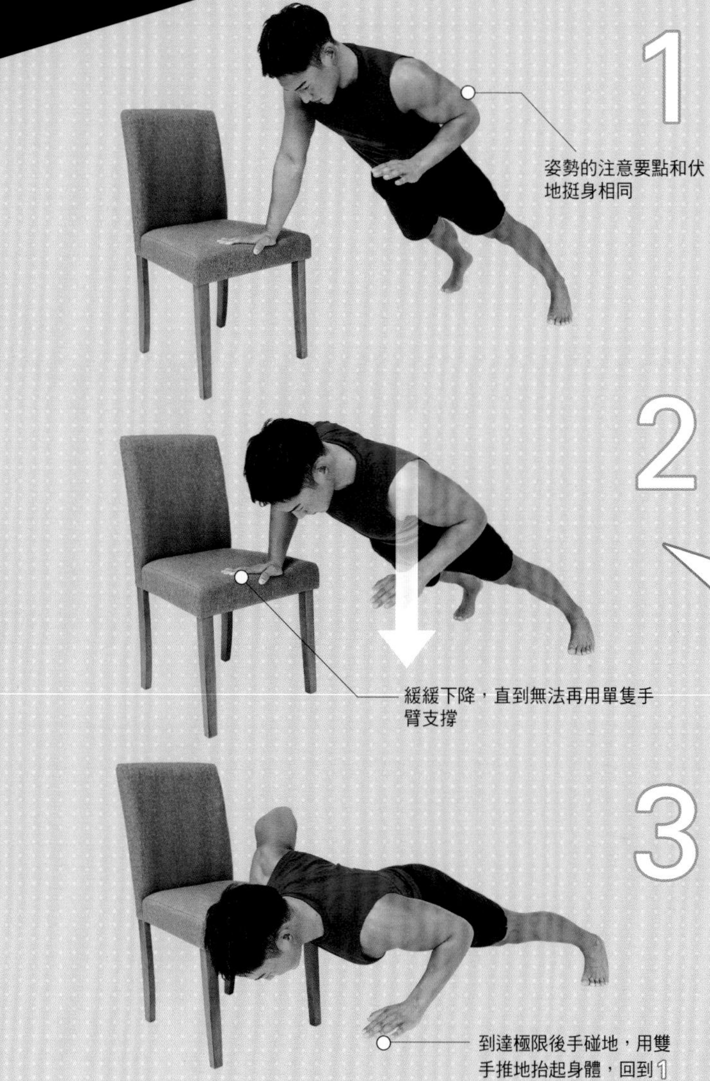
花 5 ～ 8 秒單手下降，然後用雙手推回

超理論

創造最大負荷

使用最長8秒的時間緩緩移動，主要是讓肌肉進行離心收縮，能夠給予胸大肌和前鋸肌強烈的刺激。而使用椅子創造高度，亦可讓肩關節的可動範圍達到最大，因此算是一項高階的運動。

慢速下降後以伏地挺身將身體推起時，要盡可能讓肌肉進行向心收縮。這樣不只是胸大肌，也能對前鋸肌施加最大的負荷。由於椅子過高會對肩關節造成多餘的負擔，因此找到不會感到不適的高度再執行這一點非常重要。

有效練胸!!

超宅健身 07

跳箱伏地挺身

中階　高階　MAX

15下×3組

❶胸大肌 ❷肱三頭肌 ❸腹直肌

髂腰肌、股四頭肌

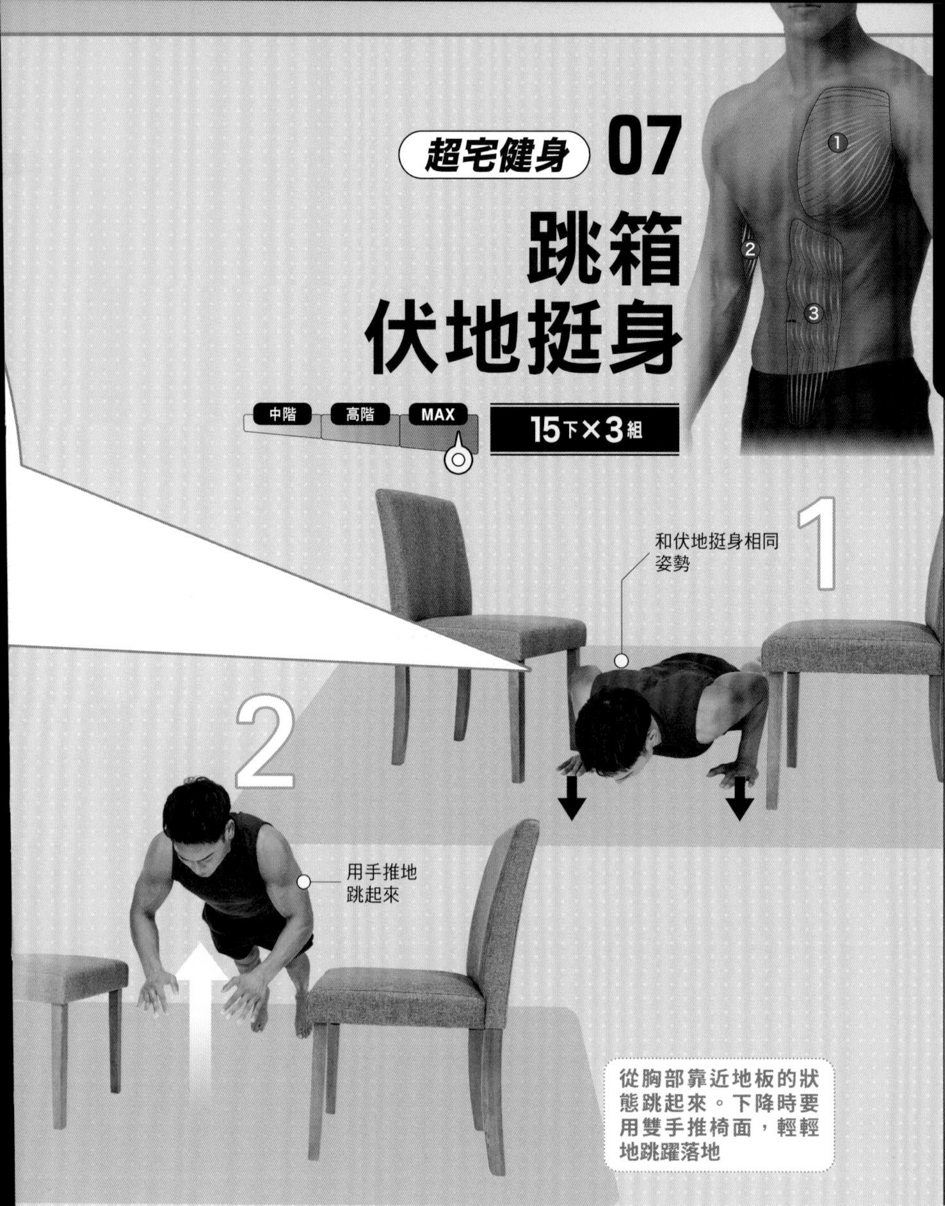

①
②
③
1
和伏地挺身相同姿勢
2
用手推地跳起來

從胸部靠近地板的狀態跳起來。下降時要用雙手推椅面，輕輕地跳躍落地

超理論

宅健身 上半身動作的最高峰

要在沒有反彈力的情況下從地板跳到椅子的高度，需要相當大的肌力。另外，要在執行這個動作時避免折腰或彎腰，讓軀幹保持筆直，也需要相當強大的核心力量。換句話說，這項運動不僅在用自身體重進行以胸部為中心的上半身訓練動作中屬於最高強度，同時也能發揮高強度的核心訓練效果。

椅子的高度依各個家庭而異，不過太高有可能伴隨風險的產生。建議最好先從不會感到害怕的高度（像是墊腳凳等具穩定性的物品）開始執行。

超格言

用全力推地板，讓身體浮起來！

☑ 不是「跳到椅子上」而是「推地板」

☑ 等到不再對高度感到害怕再使用椅子

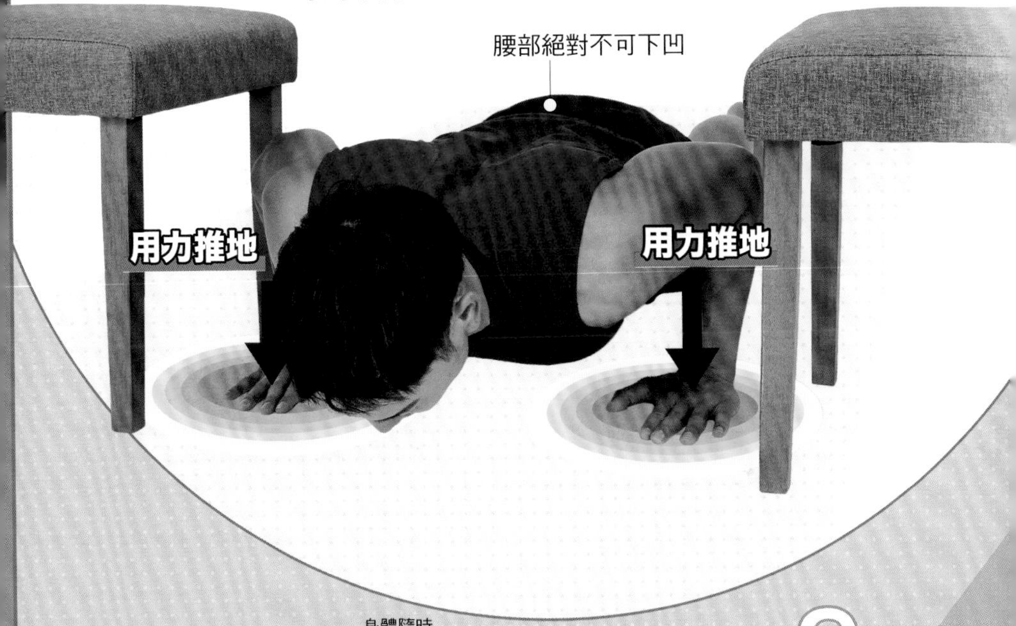
腰部絕對不可下凹
用力推地
用力推地

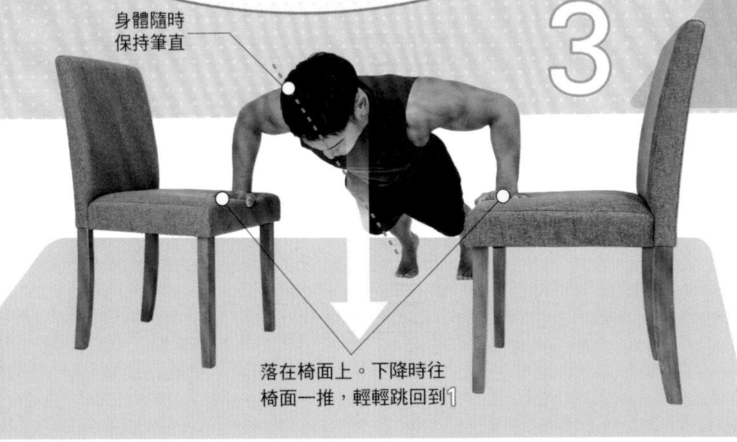
3
身體隨時
保持筆直
落在椅面上。下降時往
椅面一推，輕輕跳回到1

超宅健身 08

對側膝碰肘

中階 高階 MAX

左右各15下×3組

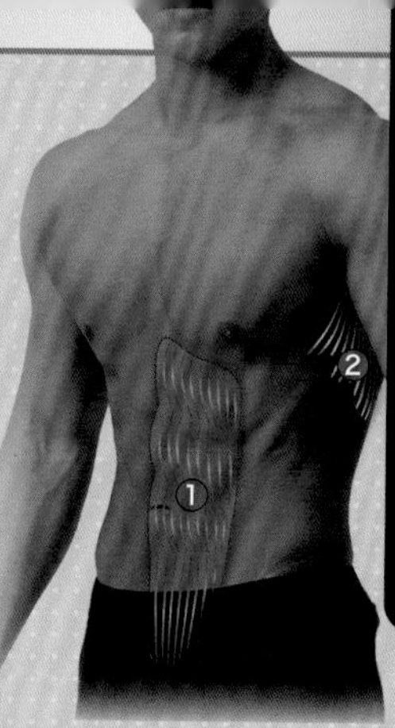

❶腹直肌 ❷前鋸肌 髂腰肌

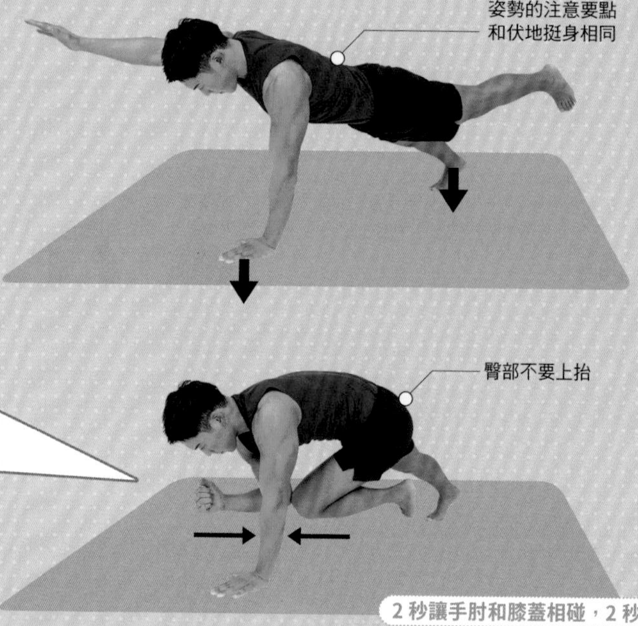
姿勢的注意要點和伏地挺身相同
1
臀部不要上抬
2

2 秒讓手肘和膝蓋相碰，2 秒回到原動作

超理論

軀幹綜合強化動作

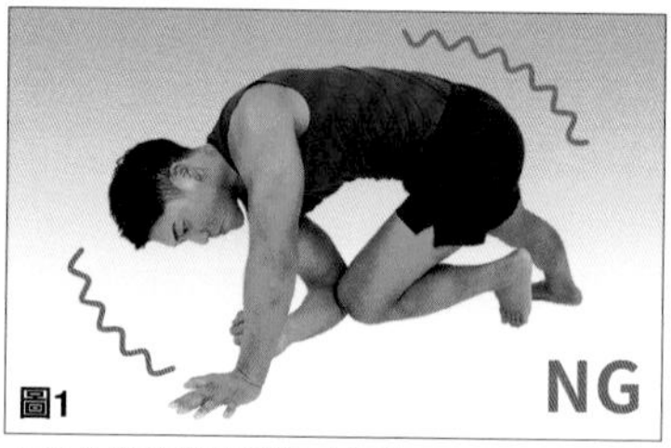

圖1
太急太猛會讓身體失去平衡

在以對側的單手、單腳2點支撐全身的不穩定姿勢下保持穩定，執行動作。身體晃動，或是動作不確實、太急太猛（圖1）都不行。確實地控制身體必然會讓好幾種肌肉協同發力，因而能夠綜合性地強化軀幹整體。

這個動作特別需要努力的部位是肩膀周圍和髖關節一帶。只不過，在那些部位

超格言

絕對不可晃動！

- ☑ 用力推地能夠讓軀幹發力
- ☑ 每個動作都要仔細確實

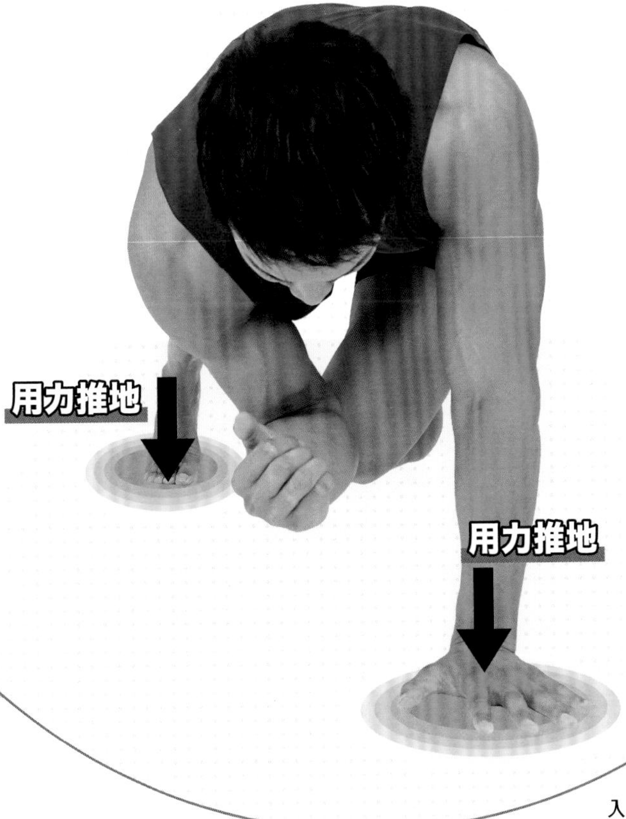

發揮強大肌力的時候，軀幹能夠發揮多少穩定度至關重要。這項運動也很適合運動員，實際上有許多選手都會把這個動作加入訓練清單中。

超宅健身 09

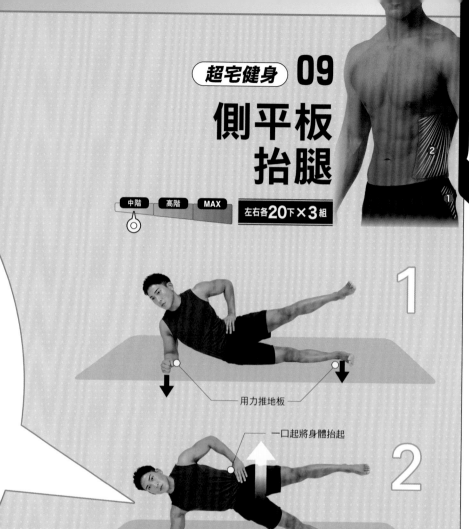

側平板抬腿

中階　高階　MAX

左右各20下×3組

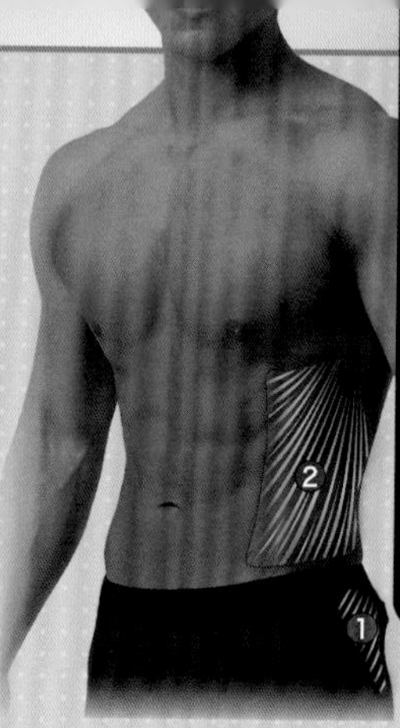

❶臀中肌 ❷腹斜肌

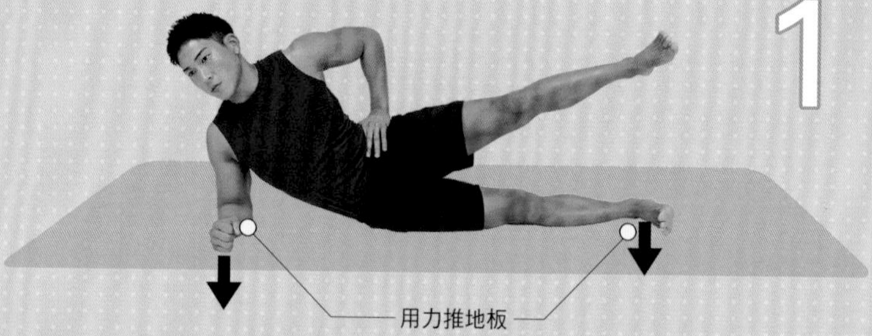

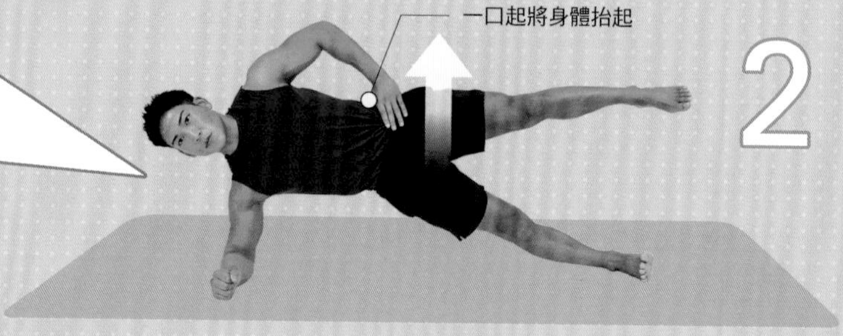

一口氣往上抬，隨即下降

超理論

維持姿勢的重要性

很少有運動是利用橫向的動作來鍛鍊軀幹。不習慣的動作所帶來的刺激對身體來說很新鮮，即便是頂尖運動員，在多做幾次後也會痛苦地哀號。

動作雖然簡單，但是最重要的是維持正確的姿勢。盡可能將全身打直，從頭到腳維持一直線。例如髖關節屈曲，或是身體往前傾、往後傾，一旦姿勢跑掉，負荷就會一口氣減半。唯有持續保持正確姿勢才能鍛鍊到肌力。

超格言

用力推地，一口氣將身體抬起！

- ☑一旦彎腰，就無法使用到軀幹的力量
- ☑不只是彎腰，也要注意避免折腰和扭轉

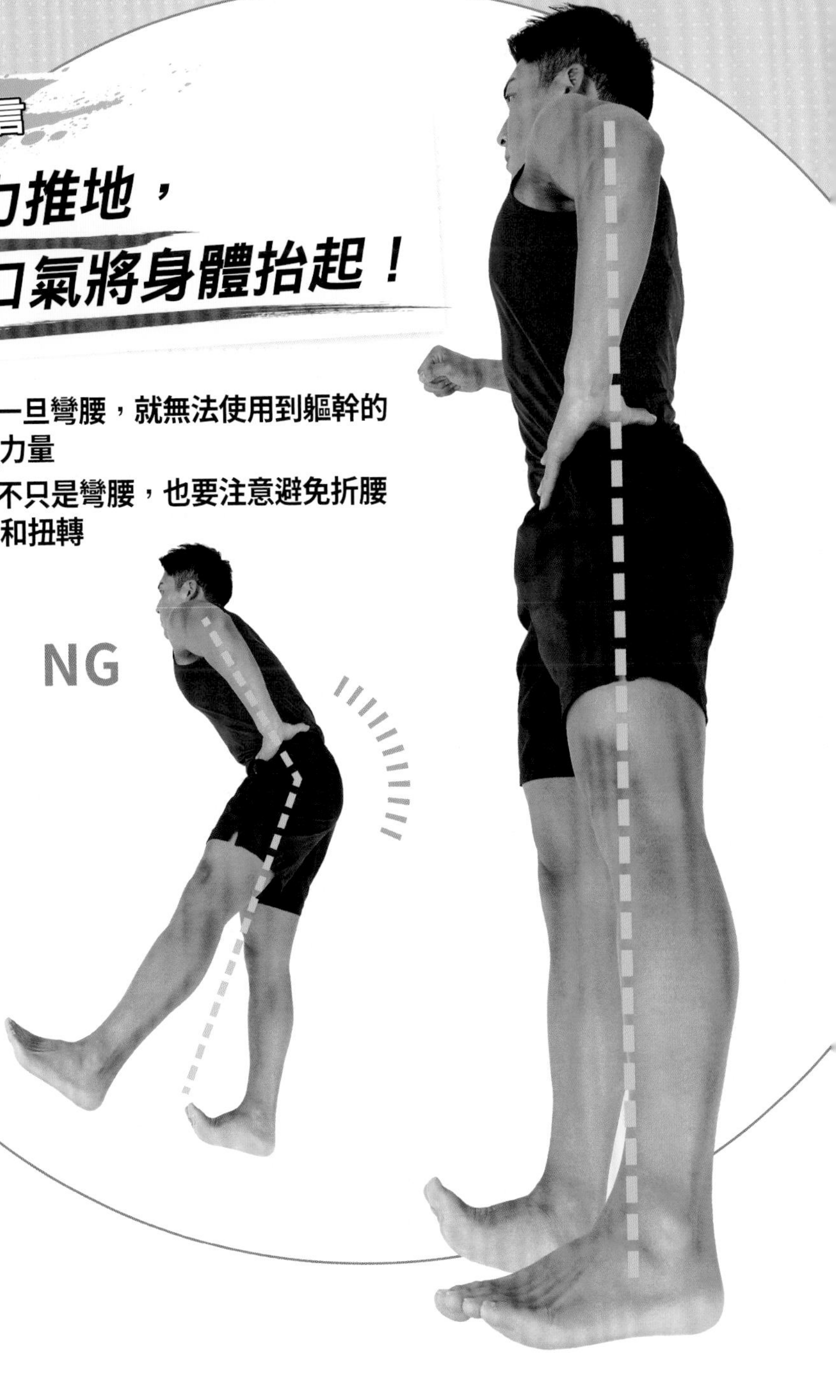

超宅健身 10

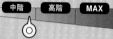

椅子撐體

中階 高階 MAX

15下×3組

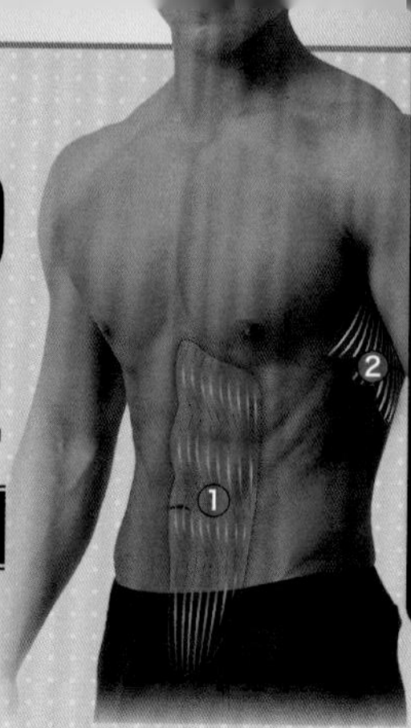

❶腹直肌 ❷前鋸肌
髂腰肌

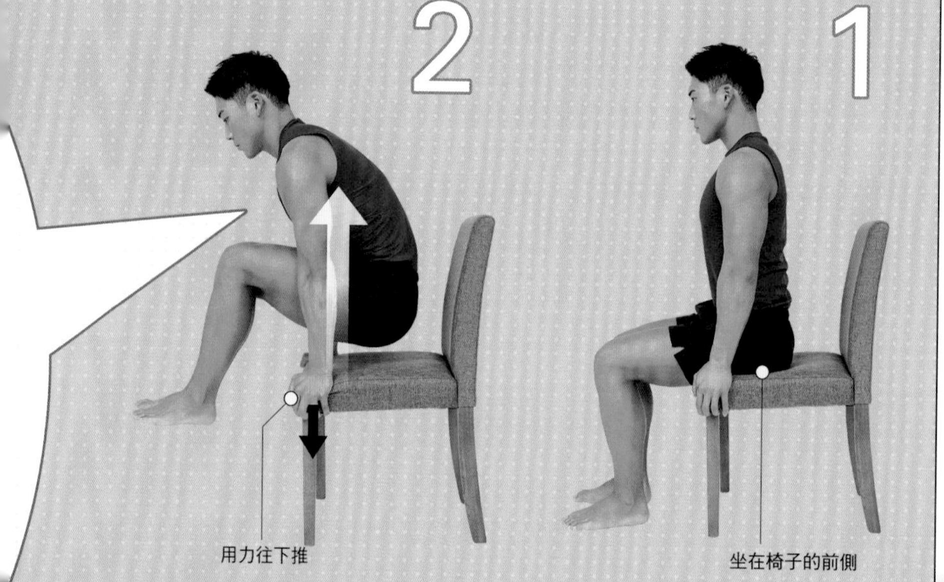

一口氣將身體推起來，停留 1 秒後花 2 秒下降

超理論

上肢強度×腹肌力量

將身體推起來的動作，需要運用到上肢整體的力量。假使整體力量不足，可能就無法讓身體離開椅面。這種時候，就算用腳蹬地面借力也沒有意義。

再來，要從浮在空中的狀態將膝蓋上抬，需要強大的腹肌力量。可以的話，盡量在抬膝時想著將背拱起來，把骨盆往前方抬起，同時讓膝蓋更靠近胸部。如此一來，就能帶給腹直肌下半部強烈的負荷感。

超格言

用力推椅面
讓全身浮起！

- ☑ 讓膝蓋靠近胸部
- ☑ 若能做到1→2就挑戰理想型

理想型

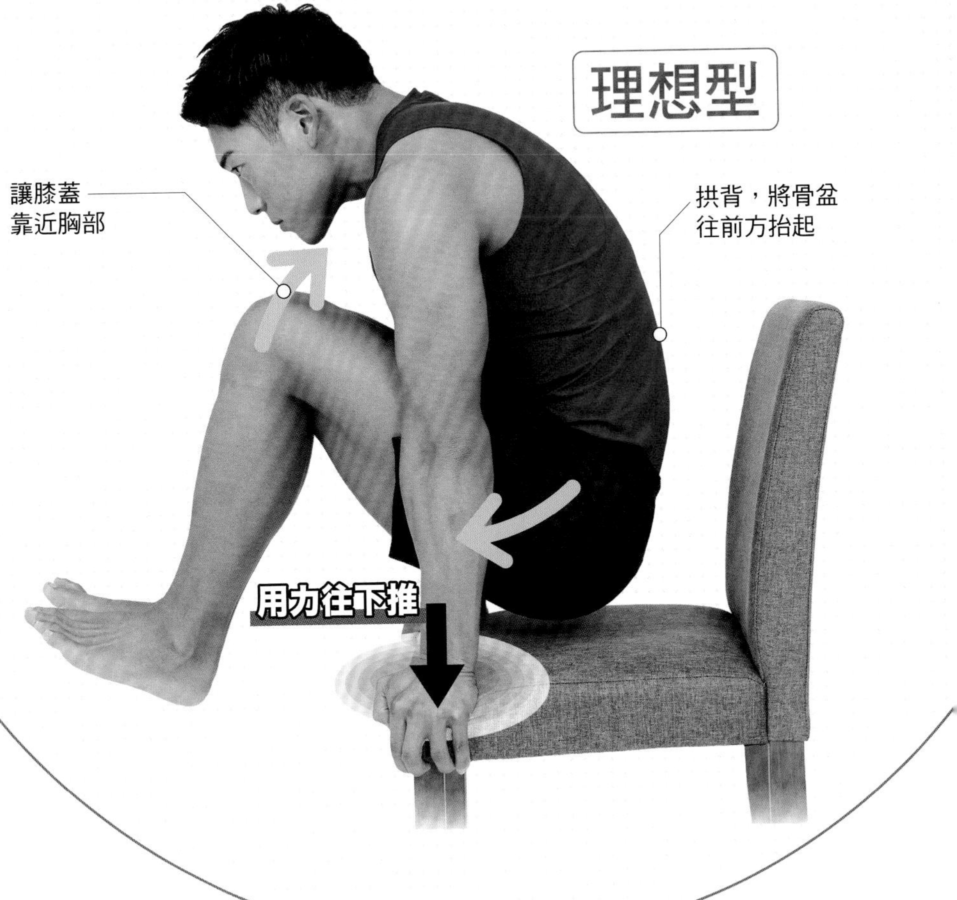

讓膝蓋靠近胸部
拱背，將骨盆往前方抬起
用力往下推

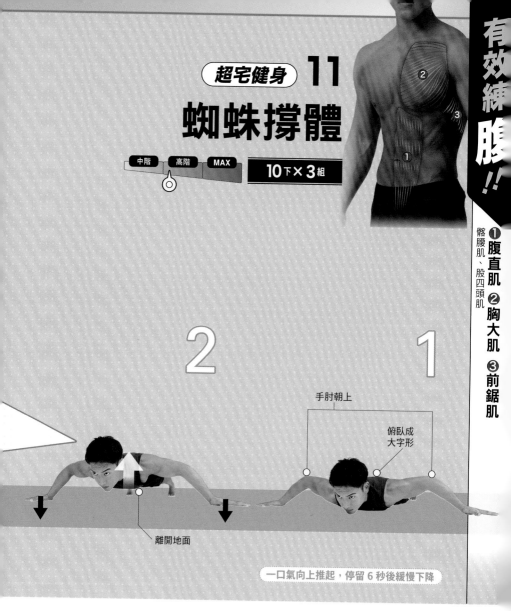

超宅健身 11

蜘蛛撐體

中階　高階　MAX

10下×3組

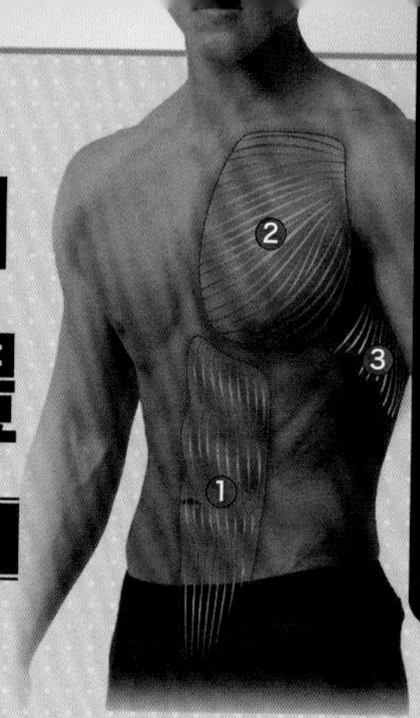

❶腹直肌 ❷胸大肌 ❸前鋸肌

髂腰肌、股四頭肌

一口氣向上推起，停留 6 秒後緩慢下降

超理論

關鍵在於腹直肌

這個動作的重點在於，讓身體像蜘蛛一樣完全離開地板，在空中停留。雖然會使用到胸大肌、前鋸肌、髂腰肌、股四頭肌的力量，不過只有作為串連所有肌肉的橋樑的腹直肌啟動發力了，才能夠做出正確的姿勢。

這項運動是以軀幹為中心的全身性訓練動作，需要運用到全身整體的力量。若是能夠做到便可算得上相當厲害，想必也能對於自己反覆努力鍛鍊至今的身體，產生相當程度的自信吧。

超格言

用力推地，
讓身體離開地板！

☑ 用雙手和雙腳腳尖推地
☑ 不是臀部的上下運動

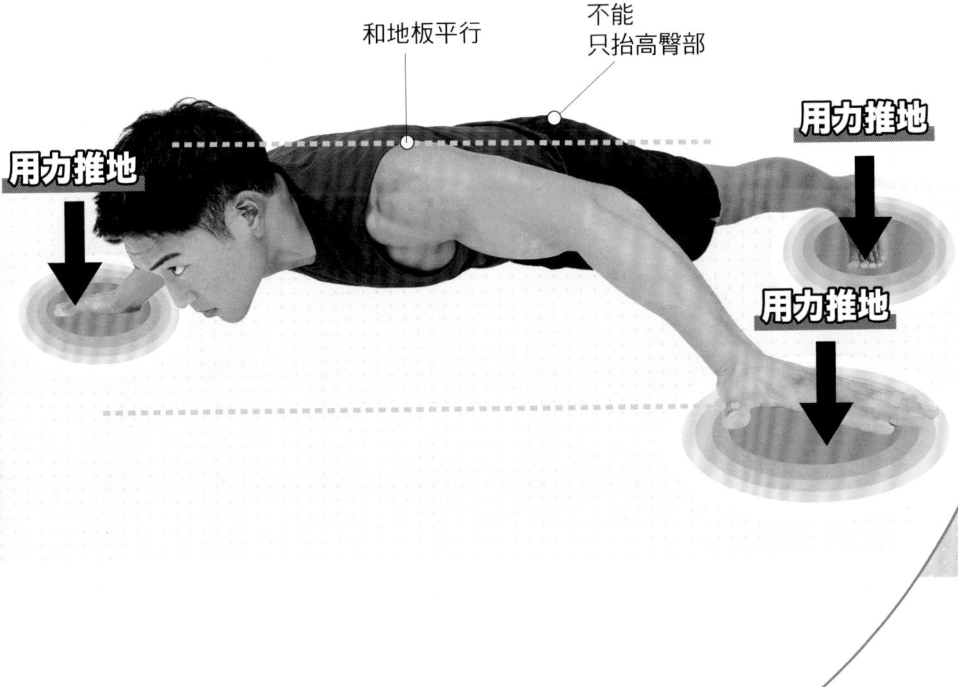

超宅健身 12

俯臥爬行

中階 高階 MAX

往返10次×3組

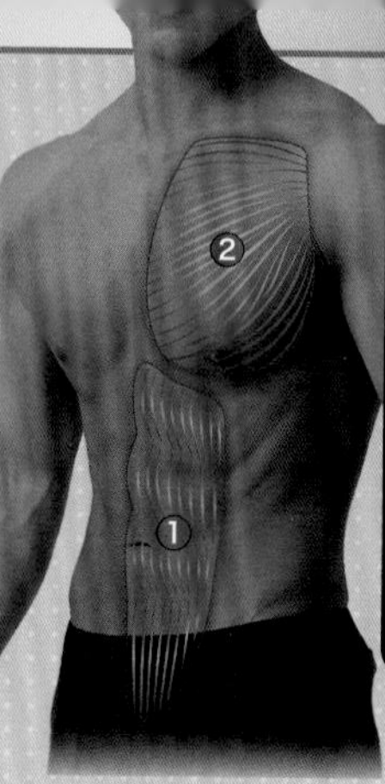

❶腹直肌 ❷胸大肌 闊背肌

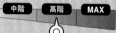

超格言

絕對不可折腰！

☑千萬不要反折腰部
☑務必確保手能夠走回原位

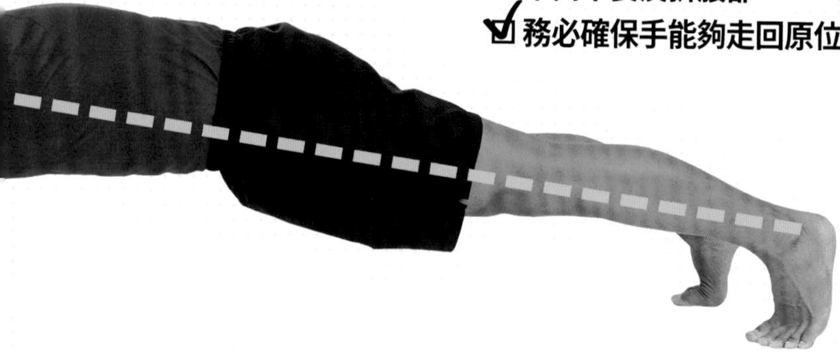

超理論

你能往前走多遠呢？

這項運動是平板支撐的進階版。也就是以使用滾輪時一樣的動作，去強化腹肌。

從槓桿原理的觀點來看，這項運動的重點在於能夠讓手往前走多遠。即使一開始手在靠近臉的位置就已經是極限了，只要持續練習，就能夠慢慢地越走越遠。這是體會自身成長的好機會。

這個訓練動作需要一邊控制軀幹，抑制腰部的反折和臀部的上下移動，一邊讓手往前走，因此對於提升與上半身的連動性也有極佳的效果。手在往前走的過程中，會有一瞬間變成單手支撐的情況，所以這時便需要發揮肌力去維持身體的穩定性。

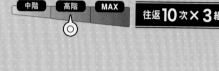

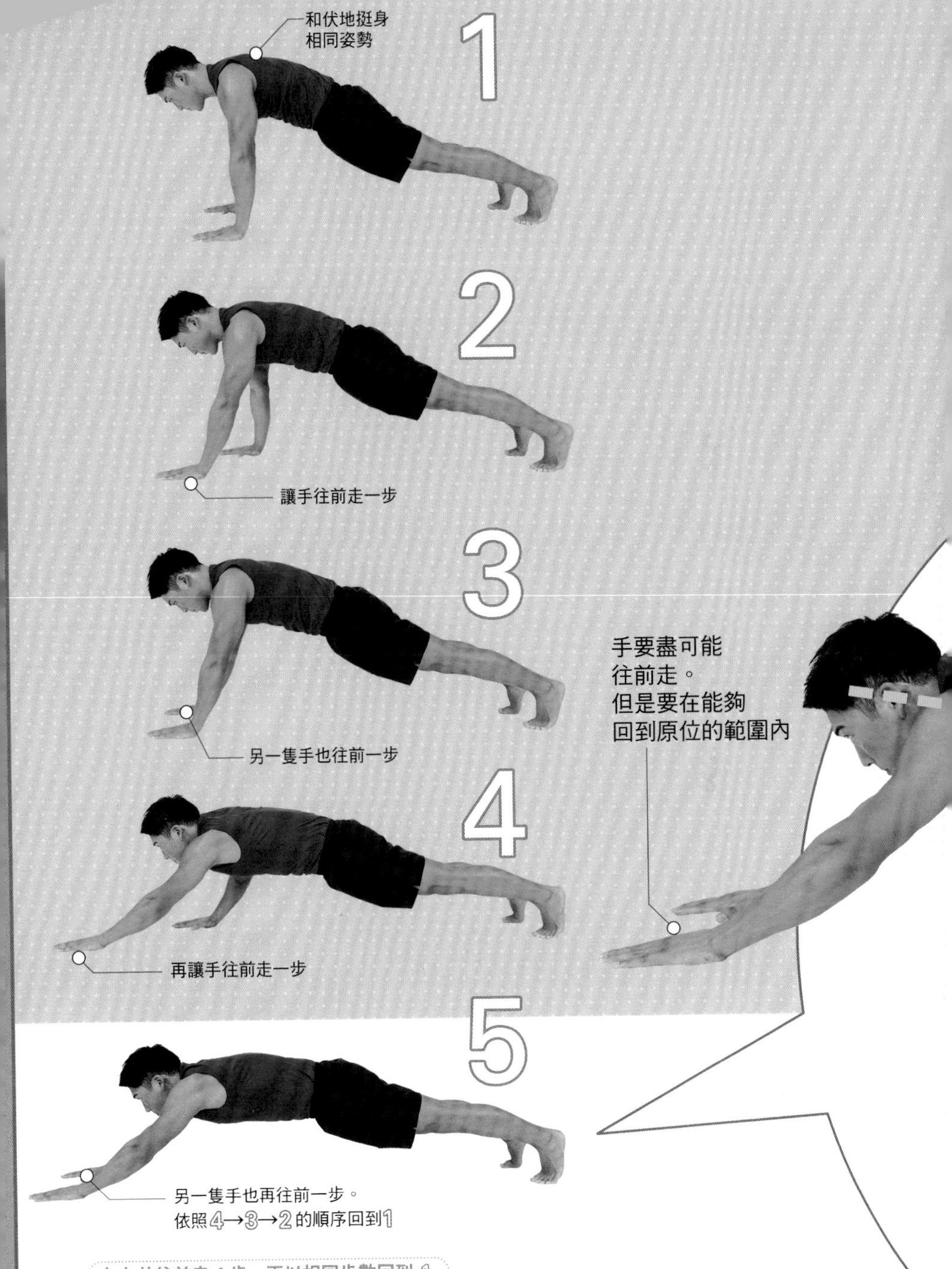
1
和伏地挺身
相同姿勢
2
讓手往前走一步
3
另一隻手也往前一步
手要盡可能
往前走。
但是要在能夠
回到原位的範圍內
4
再讓手往前走一步
5
另一隻手也再往前一步。
依照4→3→2的順序回到1

左右共往前走 4 步。再以相同步數回到 1

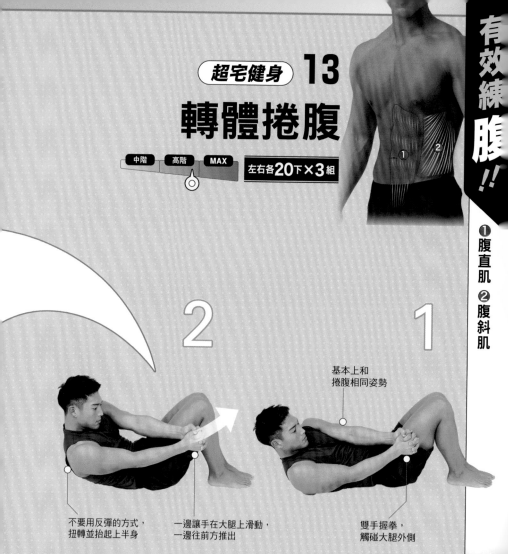

超宅健身 13

轉體捲腹

中階　高階　MAX

左右各20下×3組

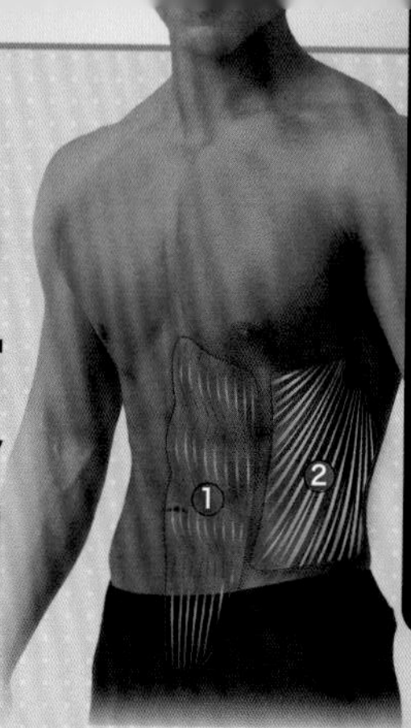

❶腹直肌　❷腹斜肌

一口氣抬起後停留 6 秒，再緩緩下降

超理論

目標是縮短至極限

想要獲得最大程度的效果，就必須在起始姿勢時讓兩邊的肩膀離地。因為在身體扭轉的狀態下彎腰，能夠帶給腹斜肌最大的負荷。也就是說，在動作過程中，要讓肩膀一直保持離地的狀態。

只不過，各位千萬要記住這項運動的主要動作是腰椎屈曲，目標是將腹直肌縮短至極限。因此動作時要想著彎曲背部，而不是抬高上半身。

超格言

下半身完全固定！

- ☑ 注意不要讓膝蓋分開，或是晃動身體
- ☑ 肩膀不可以碰到地板

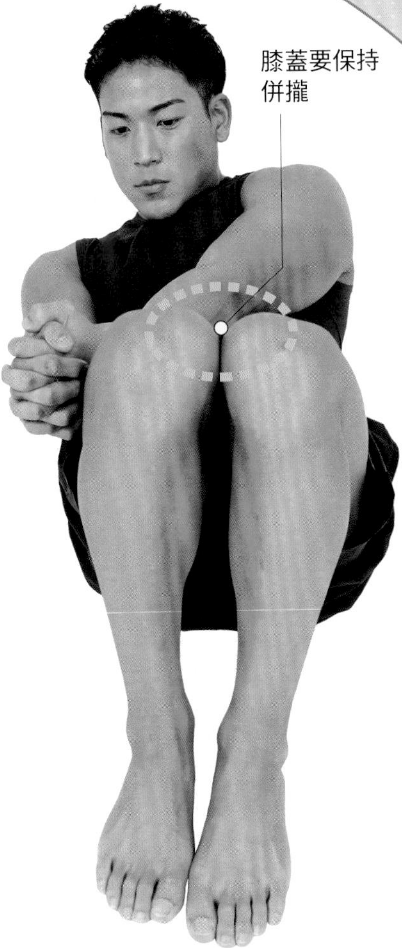

利用器材突破極限!!

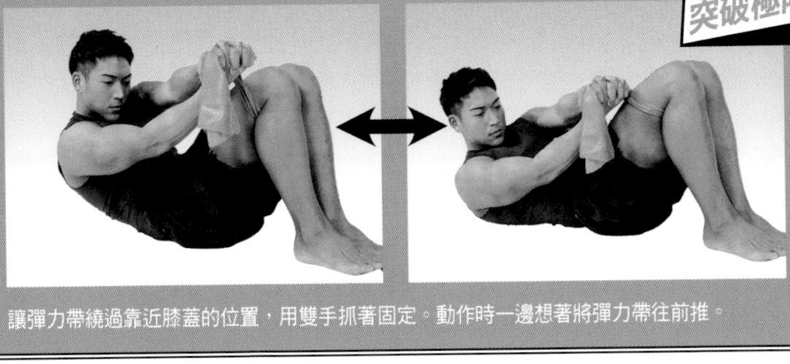

讓彈力帶繞過靠近膝蓋的位置，用雙手抓著固定。動作時一邊想著將彈力帶往前推。

超宅健身 14

肘碰膝

中階 高階 MAX

20下×3組

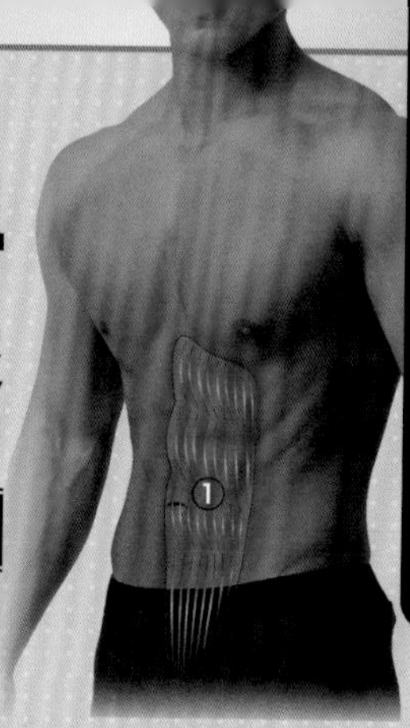

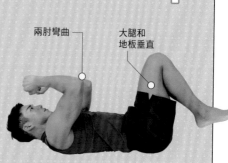

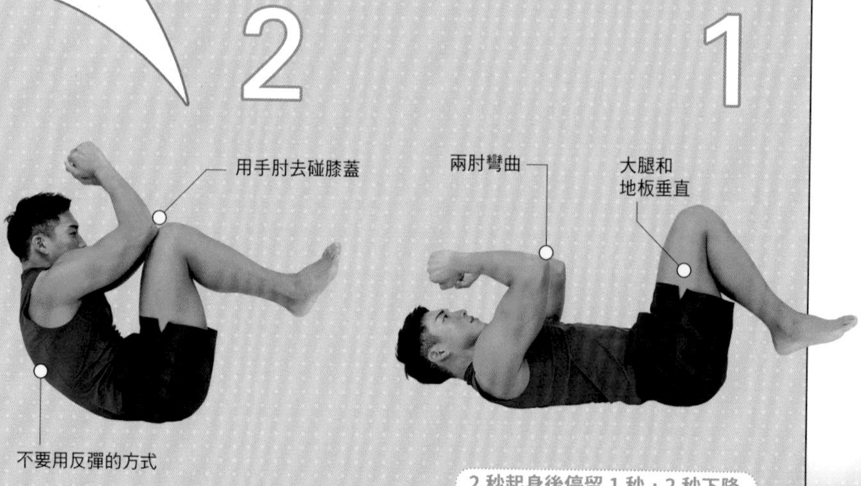

2 秒起身後停留 1 秒，2 秒下降

超理論

再多努力一下

這是最能夠縮短腹直肌的動作，換言之也是最能夠使腹直肌肥大的動作。人的腰椎本來最多只能屈曲45度，但是努力讓腰椎屈曲到超過極限的企圖心，正是身形有所改變的關鍵所在。

當你覺得自己絕對再也起不來時，請再多努力一下。具體而言，就是讓手肘去碰膝蓋的頂端，這樣腹直肌的最大縮短程度就會改變。如果是用膝蓋去找手肘就會使用到髂腰肌，這麼做雖然沒有不好，但是就達不到這項運動的目的了，這一點請特別留意。

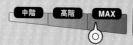

超格言

不要用膝蓋去找手肘！要用手肘去碰膝蓋！

- ☑ 膝蓋的位置不改變
- ☑ 用反彈的方式會讓效果減半

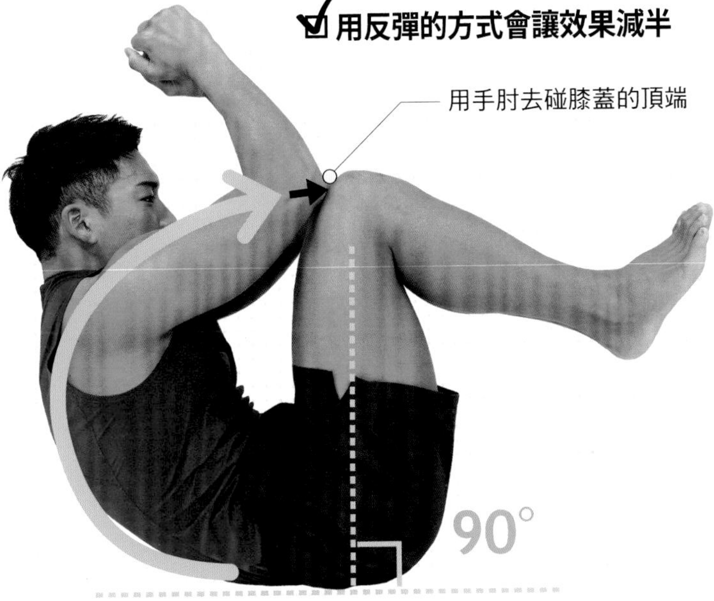

用手肘去碰膝蓋的頂端
90°

利用器材 突破極限!!

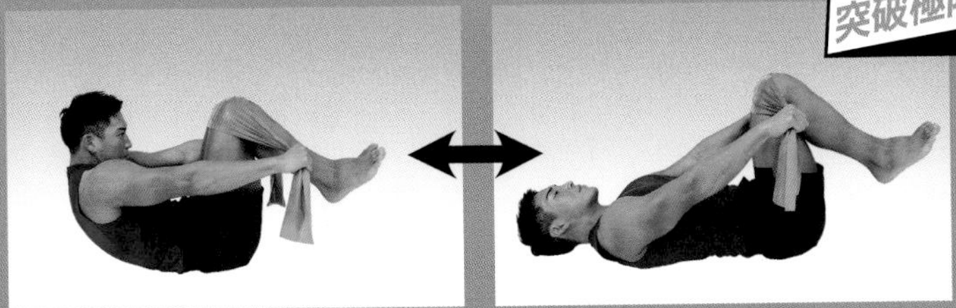

將彈力帶覆蓋在兩腳膝蓋上，雙手握住兩端固定。動作時一邊想著將彈力帶往前推。

超宅健身 15

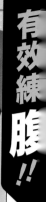

懸空抬膝

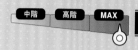

中階　高階　MAX

15下×3組

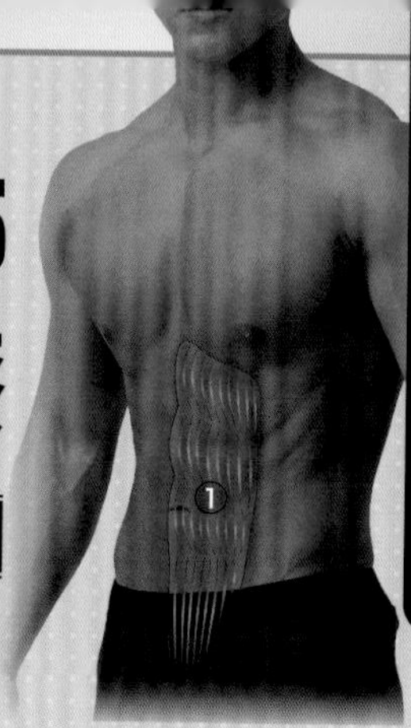

❶腹直肌
髂腰肌、股四頭肌、前鋸肌、闊背肌、斜方肌

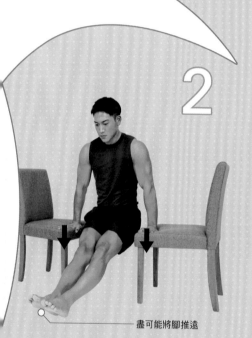

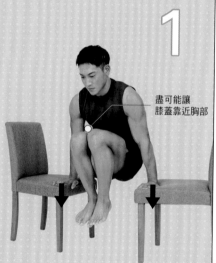

2 秒推出，2 秒收回

超理論

意識放在骨盆後傾

這個動作以強化腹直肌為主，同時也能一併訓練到橫跨上半身和下半身的肌群。名稱雖然叫做「抬膝」，但是將意識放在骨盆後傾而非抬高膝蓋這一點非常重要。像是將恥骨貼緊肋骨一般的起始姿勢，能夠最大程度地縮短腹直肌。

動作過程中，禁止身體晃動和腳碰地，至於前後擺盪那更是不用說了。因此，這個動作需要發揮強大的身體控制能力。

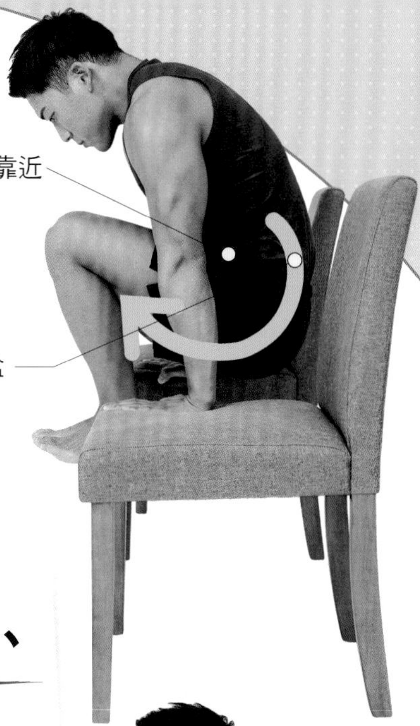
讓恥骨靠近
肋骨
想著骨盆
後傾

超格言

絕對不可前後擺盪、晃動！

- ☑ **確實讓骨盆後傾**
- ☑ **想著讓恥骨去靠近肋骨**

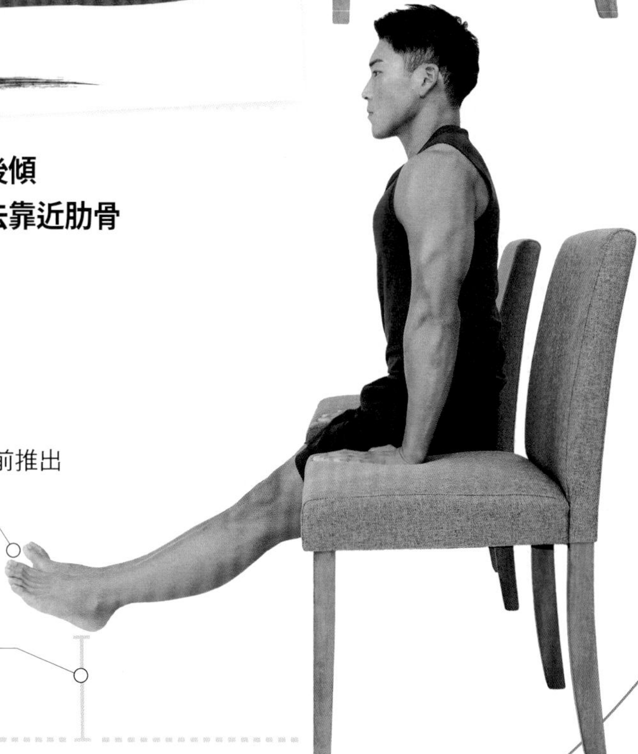
控制姿勢，
一邊將腳往前推出
不要碰地

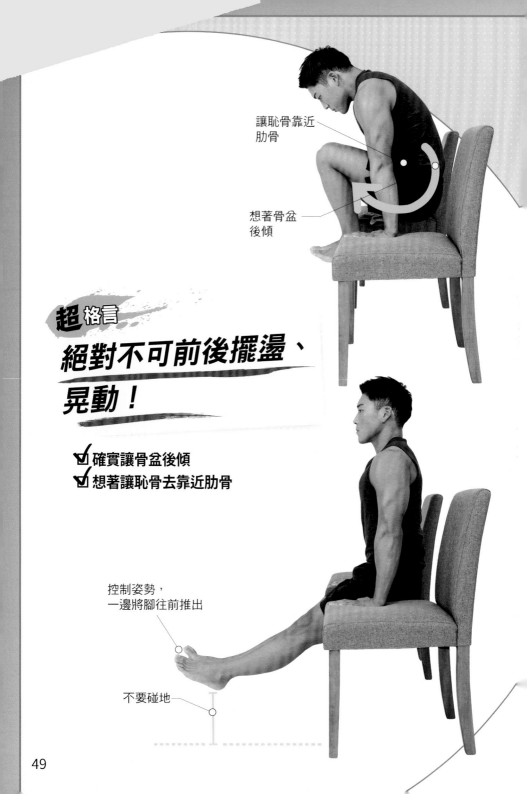

超宅健身 16

椅子法式彎舉

中階 高階 MAX

15下×3組

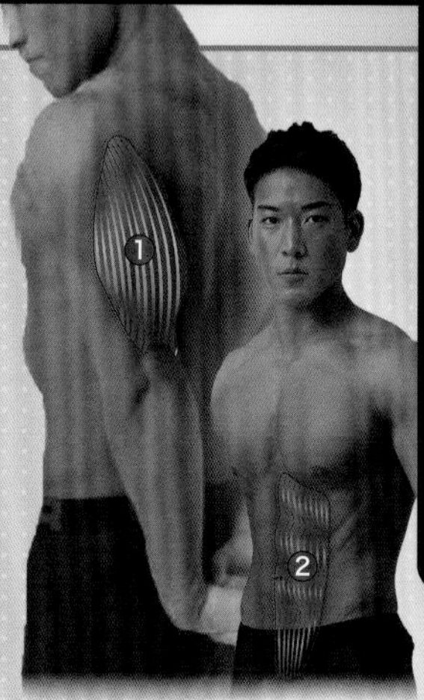

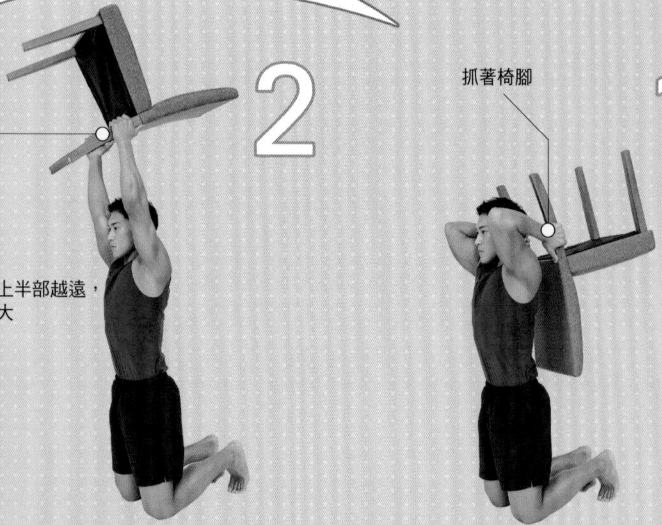
2
抓的位置
離椅腳的上半部越遠，
負荷就越大
1
抓著椅腳

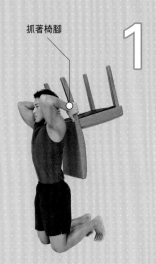

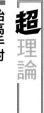

※如果是抓沒有椅背的那一邊，則負荷會更大。

※拍攝所使用的椅子重量約4kg。

2 秒舉起，2 秒下降

超理論

抬高手肘

這是最能夠使用家中現有物品，對肱三頭肌施加負荷的運動。重點在於收起腋下，將手肘固定在高處。抬高手肘可以在肘關節伸展時施予肌肉負荷。伸直手肘（完全舉高椅子）後不要停留，立刻開始彎曲手肘（開始將椅子往下放）這一點也很重要。這麼做，可以讓肱三頭肌持續不斷地受到負荷的刺激。

下降時要注意速度。請勿隨著重力猛然落下，而是要有控制力地將椅子往下放。

超格言

不要讓自己的動作被重力帶著走！

☑手肘保持向上高舉的狀態
☑手肘不可打開且位置過低

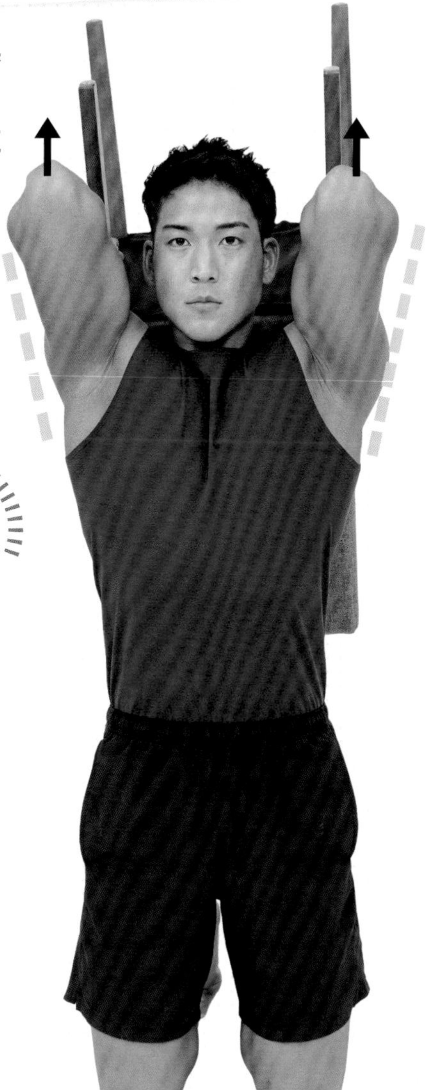

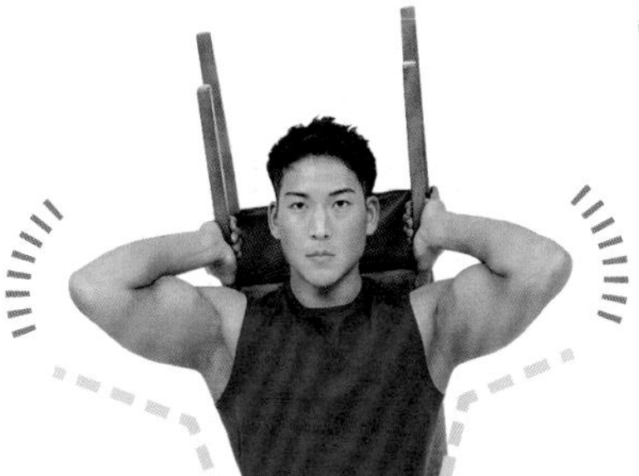

NG

❶肱三頭肌 ❷胸大肌 ❸腹直肌
髂腰肌、股四頭肌

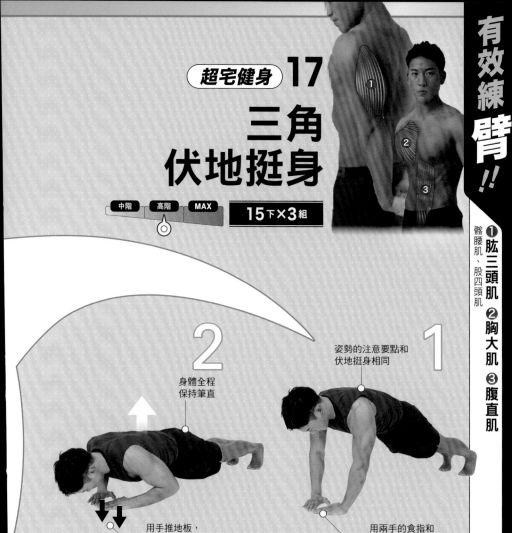

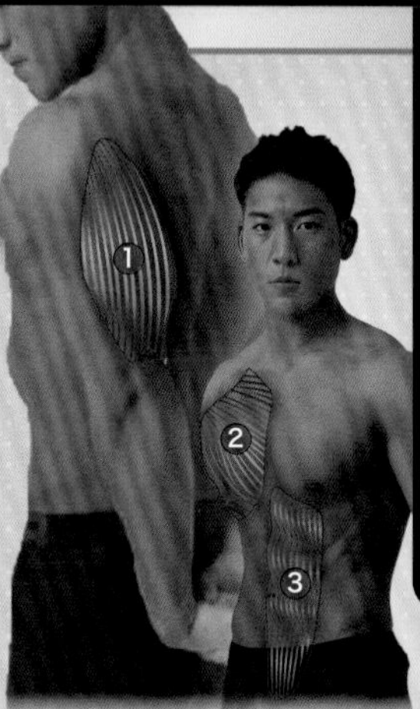

超宅健身 17

三角伏地挺身

中階 高階 MAX

15下×3組

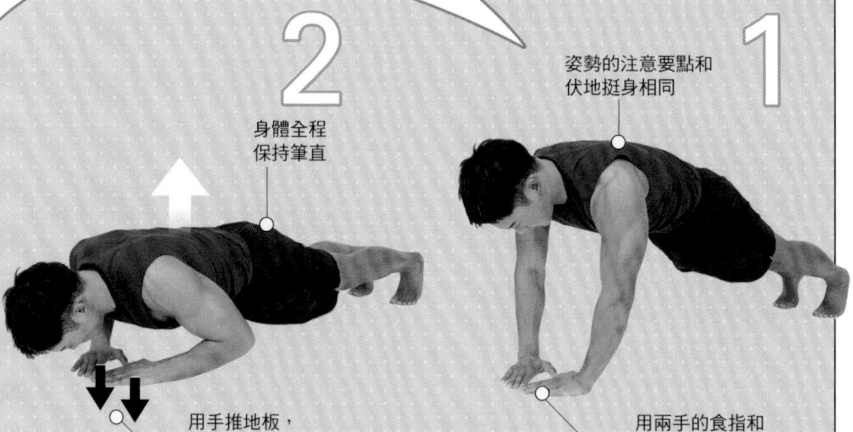
1
姿勢的注意要點和伏地挺身相同
用兩手的食指和大拇指比出三角形
2
身體全程保持筆直
用手推地板，將身體帶高

2秒下，2秒上

超理論

手和手肘的位置變化

只要從基本的伏地挺身稍微改變手的姿勢，即可大幅增加對肱三頭肌的負荷。這是因為手和手肘之間的位置關係使得力臂變長，肘關節因此變得難以伸展的關係。但是在動作過程中，姿勢的注意要點和伏地挺身相同，軀幹一定要全程保持出力。不妨可以將這個動作想成是腋下打開的伏地挺身。

超格言

胸部也要確實上下移動！

- ☑用雙手推地板
- ☑不要只有頭往下，要確實讓胸部下降

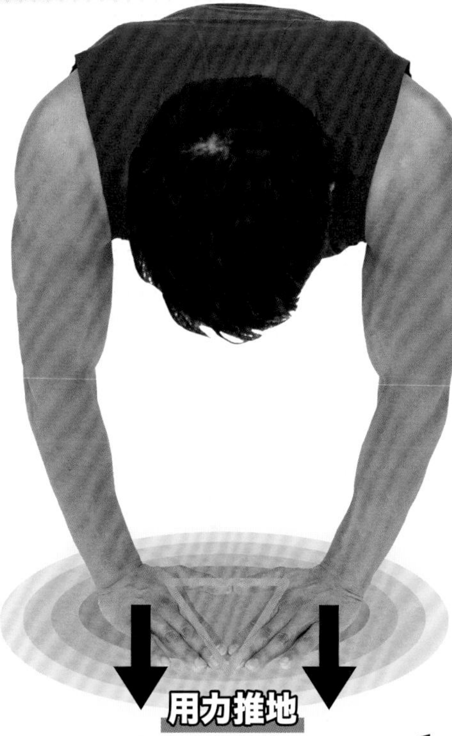

利用器材 突破極限!!

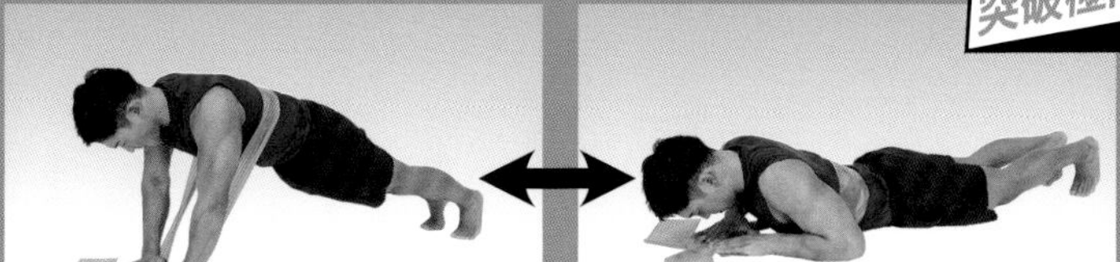

讓彈力帶繞過背部，找到彈力帶在最低點時最有張力的位置。用手掌按壓，執行動作。

超宅健身 18

俯臥三頭肌伸展

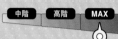

中階 高階 MAX

10下×3組

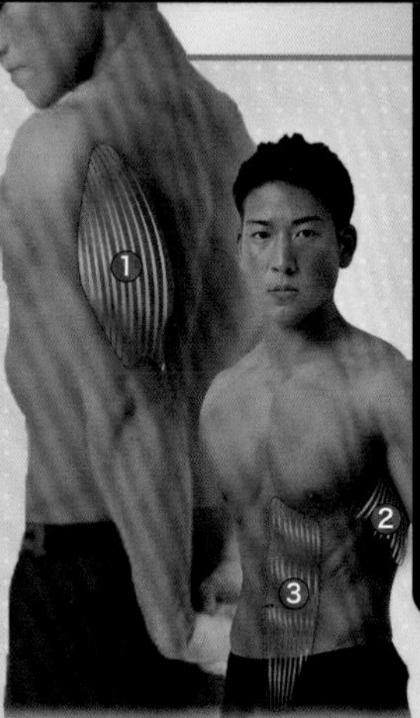

❶肱三頭肌 ❷前鋸肌 ❸腹直肌

髂腰肌、股四頭肌

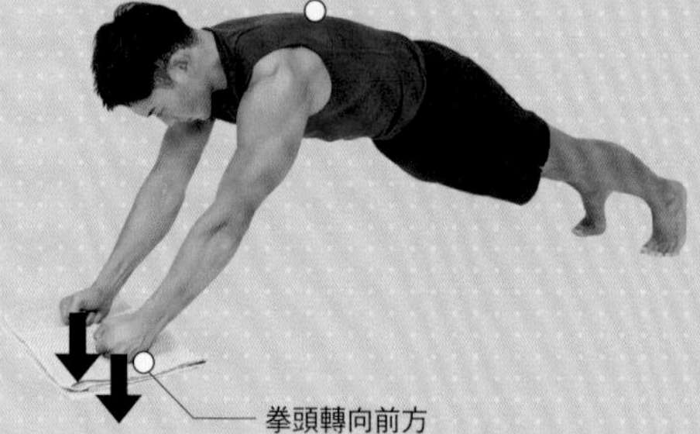

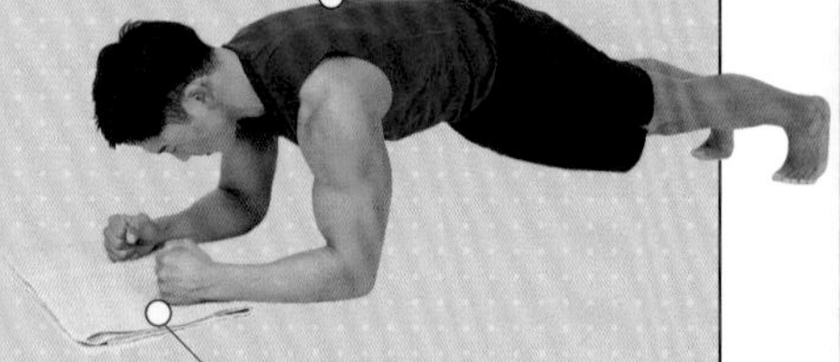

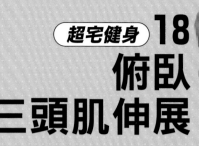

2秒上，2秒下

超理論

完整活用自身體重

這是超宅手臂訓練中最難的動作。小心不要讓腰部下凹或臀部上抬，只要在正確姿勢下執行這個動作，身體的重量自然會全部施加在手臂上，且對於肱三頭肌的負荷會是最大的。若是能夠做到便可算得上相當厲害。

以平板支撐的姿勢握拳，一邊將拳頭用力推向地板，一邊重複往前、往後移動的動作。往後移動，也就是從2回到1的姿勢時，能夠盡可能控制速度是最好的。

超格言

維持姿勢和控制！

☑用拳頭用力推地

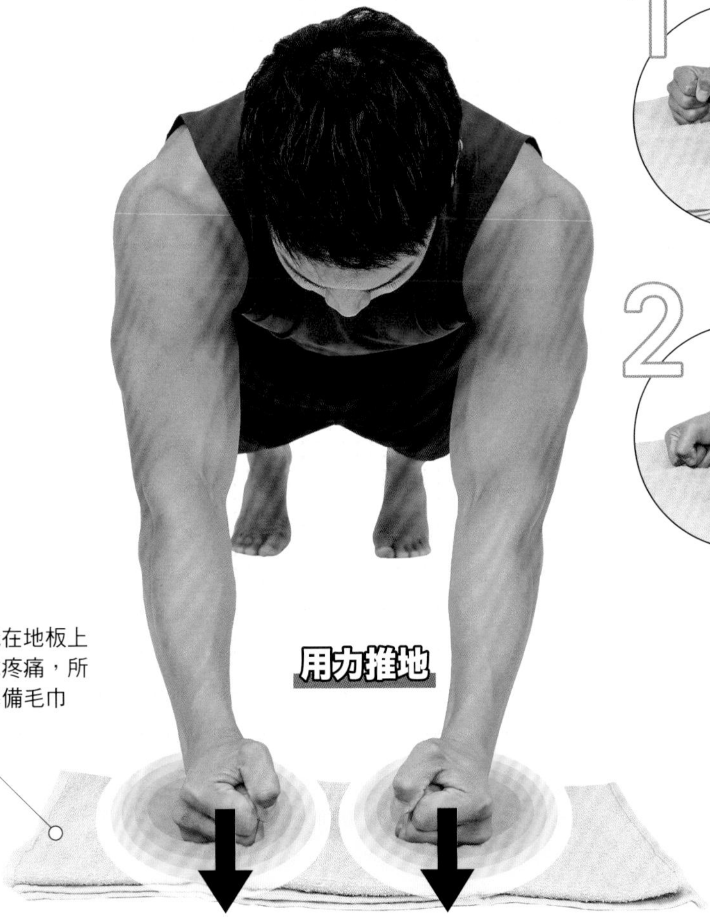

因為抵在地板上會造成疼痛，所以要準備毛巾

☑注意手的方向！

1

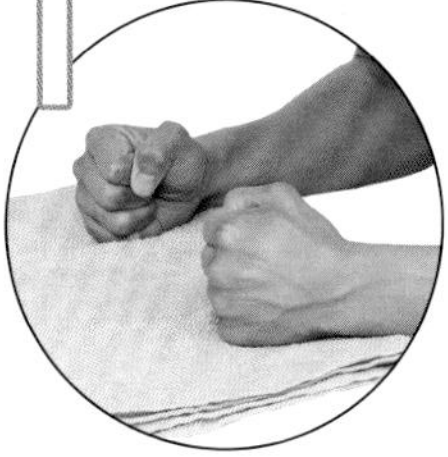

2

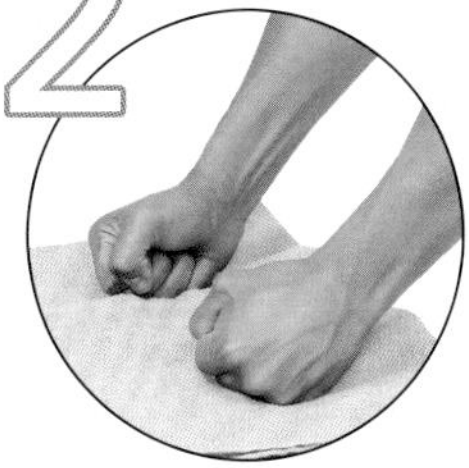

超宅健身 19

毛巾直立划船

中階　高階　MAX

10下×3組

❶三角肌　❷斜方肌（上半部）
肱二頭肌

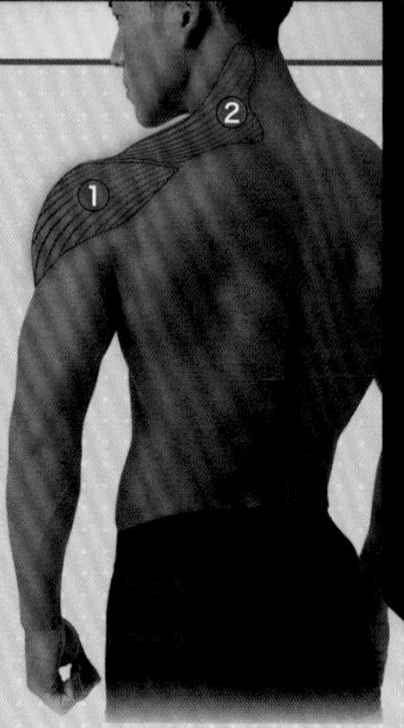

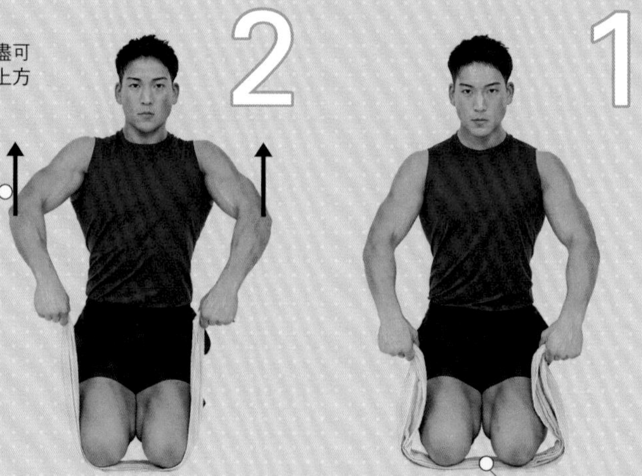

2
1
將手肘盡可能往正上方提起
膝蓋跪在毛巾中央附近

在最用力的狀態下往上提，停留 6 秒

超理論

肩胛骨下沉

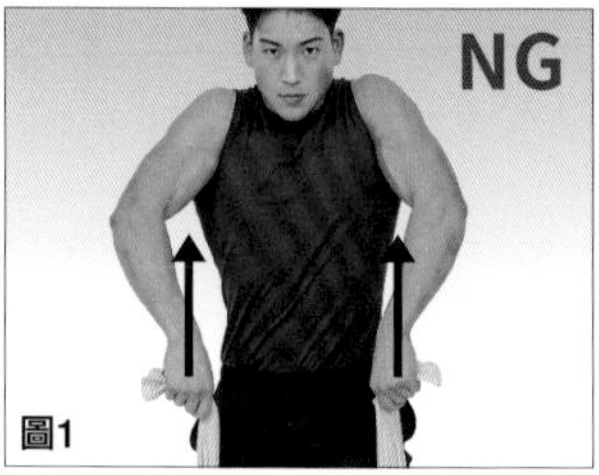

圖1

如果用手或肩膀去拉，就不會使用到三角肌

肩膀這個部位本來就很難不使用器材來鍛鍊。其中最輕易能夠做到的，就是利用毛巾進行等長收縮訓練。這項運動雖然簡單，不過既然是中高階健身者，就要懂得確實控制好肩胛骨一帶。

假使毫無意識地執行動作，就會因為變成用手去拉，而優先使用到肱二頭肌；又或者是因為聳肩，結果優先使用到斜方肌（圖1）。由於這裡要優先鍛鍊

超格言

用全力將手肘往正上方提起！

☑ 背脊要維持挺直
☑ 不是抬手，而是將手肘往上提

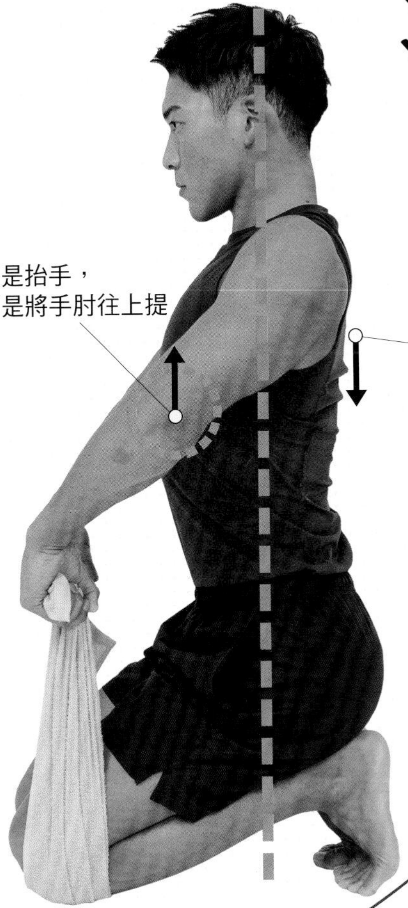
不是抬手，
而是將手肘往上提
肩胛骨下沉

的是三角肌，因此務必要將肩胛骨下沉之後，再從手肘將毛巾往上提。

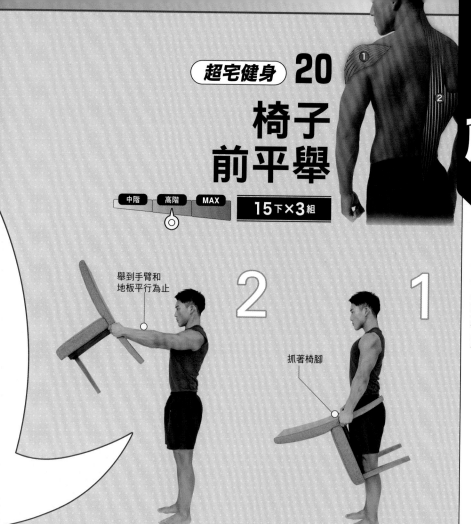

超宅健身 20

椅子前平舉

中階　高階　MAX

15下×3組

※如果是抓沒有椅背的那一邊，則負荷會更大。

※拍攝所使用的椅子重量約4kg。

2秒舉起，2秒下降

超理論

透過肘伸展創造最大負荷

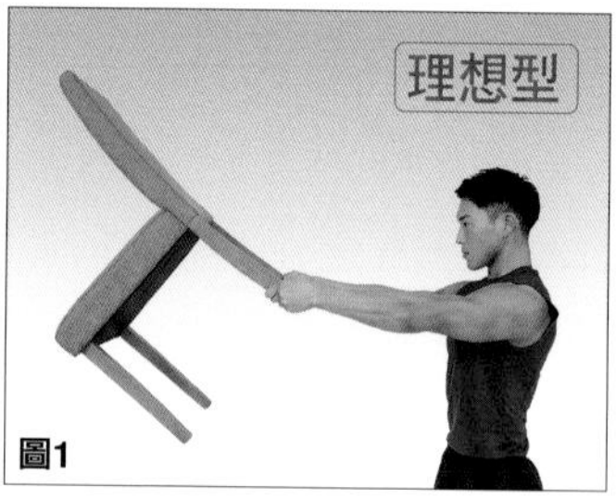

圖1

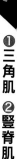

將每個家庭都有的椅子作為負重物，有效率地鍛鍊肩膀。和手臂動作中的「椅子法式彎舉」（P50）一樣，可以透過抓椅腳的位置來控制強度。抓越上面則負荷越小，抓越末端則負荷越大（圖1）。另外，當然也可以藉著改變椅子本身的重量來改變強度，因此只要組合得當，就能階

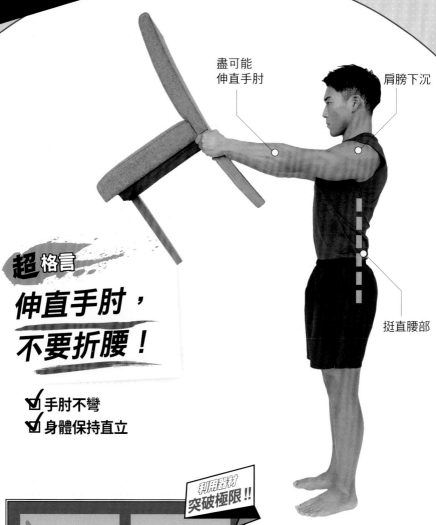

超格言

伸直手肘，不要折腰！

☑ 手肘不彎
☑ 身體保持直立

利用器材 突破極限!!

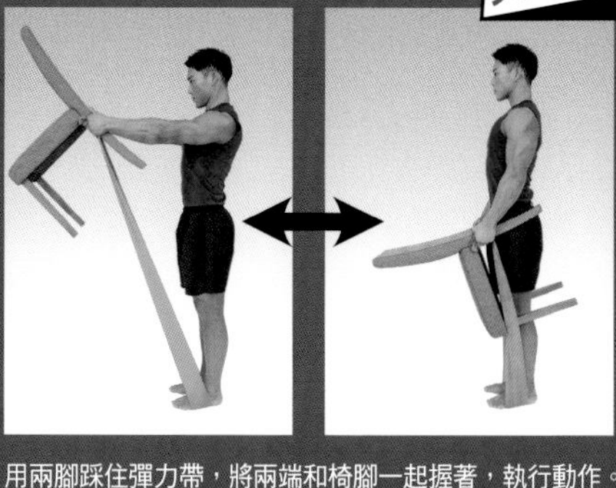

用兩腳踩住彈力帶，將兩端和椅腳一起握著，執行動作。

段性地逐步完成訓練。

若在完全伸展手肘的狀態下執行動作，光是如此便能對肌肉施加負荷。

有效練肩!!

①三角肌 ②肱三頭肌

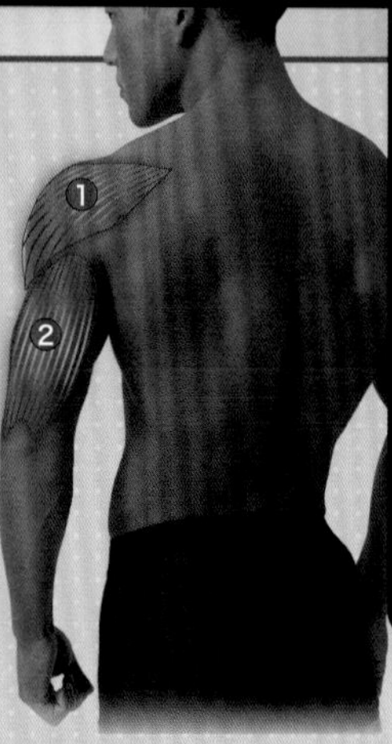

超宅健身 21

倒立伏地挺身

中階 高階 MAX

15下×3組

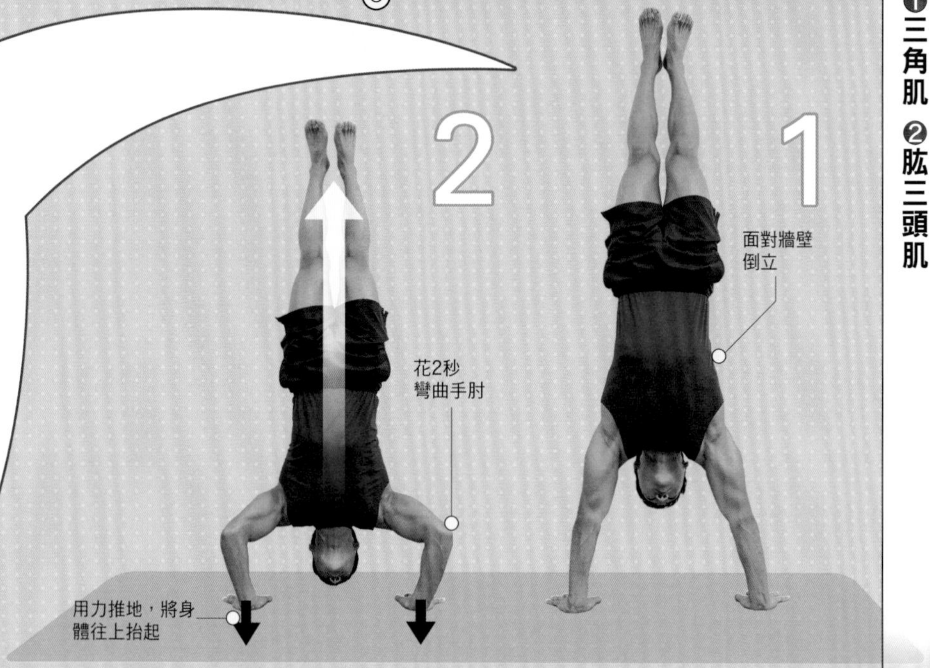

1
面對牆壁倒立
2
花2秒彎曲手肘
用力推地，將身體往上抬起

2秒下，2秒上

超理論

確保姿勢的正確性

倒立伏地挺身是徒手運動中，能夠獲得最大負荷的動作。假使你的肩關節還不夠穩定，那麼就還沒有資格挑戰這個動作，建議先以建立身體的穩定性為優先。

關於倒立這件事情，很多人以為自己會，但事實上卻並非如此。特別希望各位注意的一點是腰部的反折。

在競賽的練習項目中加入倒立行走時，有時會為了保持平衡而讓整個身體像弓一樣彎曲（圖1）。可是這種弓形姿勢不僅會讓想要施加於肩膀的負荷分散到胸大肌的上半部，還會對腰部造成負擔。因此倒立時必須有意識地避免反折腰部和胸部，盡可能（用手）讓全身保持筆直。建議可以在鏡子前執行、請別人幫忙確認姿勢，或是用手機錄影等等，抓住

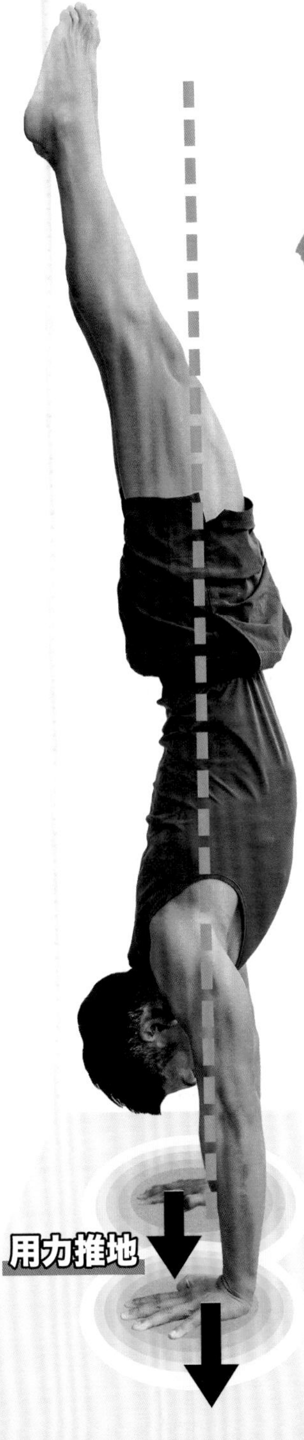

超格言

不要折腰！身體要直立！

- ☑ 用雙手用力推地
- ☑ 身體不要像弓一樣彎曲

那種「直立」的感覺。

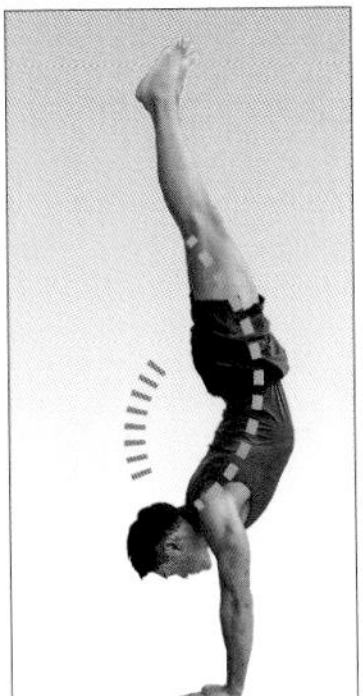

圖1

弓形姿勢會讓負荷分散至胸部

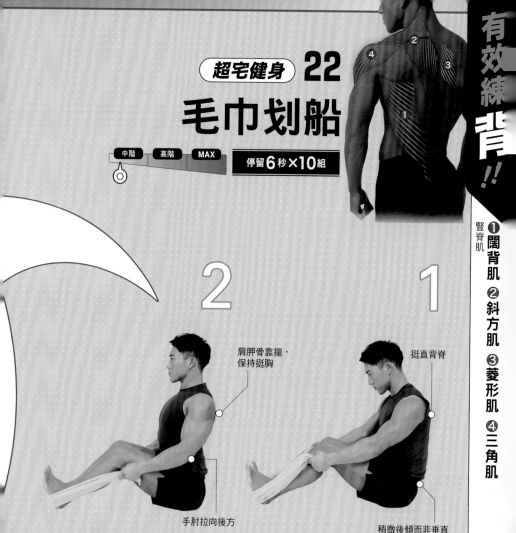

超宅健身 22

毛巾划船

中階　高階　MAX

停留6秒×10組

❶闊背肌（豎脊肌）❷斜方肌 ❸菱形肌 ❹三角肌

在最用力的狀態下往後拉，停留6秒

超理論

促使身體發揮最大力量

在腰椎延伸、肩胛骨內收的狀態下將手肘拉向後方，藉此對闊背肌和斜方肌發揮最大力量，是這項運動的目的。由於使用的是沒有彈性的毛巾，因此實際上並不會產生任何移動，可是這麼做的好處就是能夠讓身體發揮最大的力量。

假使在駝背的狀態下執行動作，這樣非但不會鍛鍊到背部，還會對腰部造成負擔，甚至誘發疼痛發生的危險性（圖1）。執行時，請將肩胛骨內收並且挺胸，以背部的力量用力往後拉。另外，只要在以背部往後拉的同時，用彎曲的雙腿將毛巾往前推，就能讓闊背肌和斜方肌承受更多的負荷。

超格言

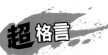

不要彎腰！用手肘去拉！

- 不要用手拉，而是將手肘帶向後方
- 用腳推毛巾

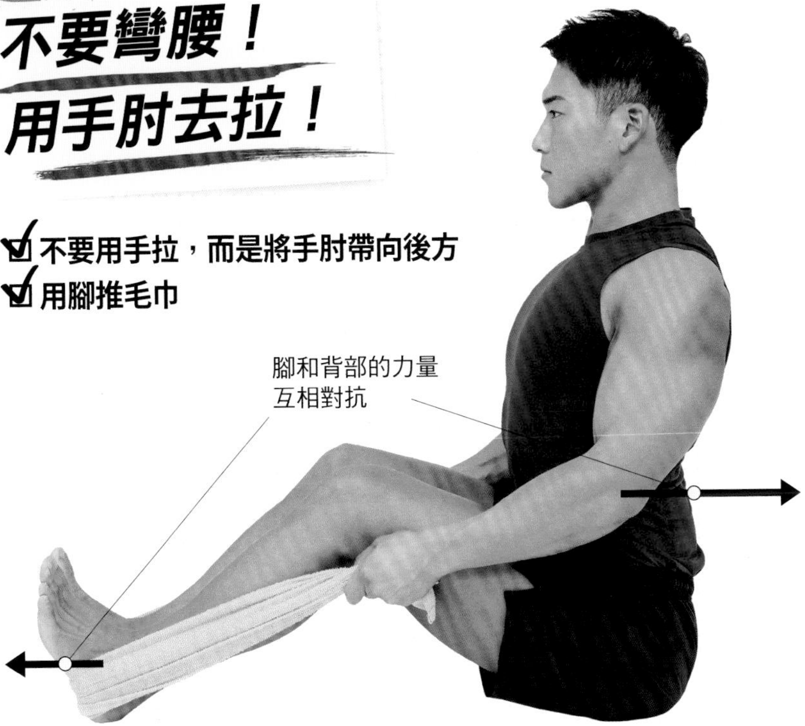
腳和背部的力量
互相對抗

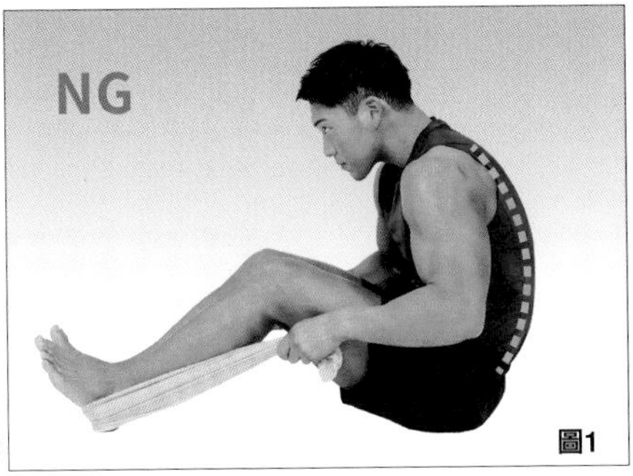
NG

動作時如果駝背，
會對腰部造成負擔

圖1

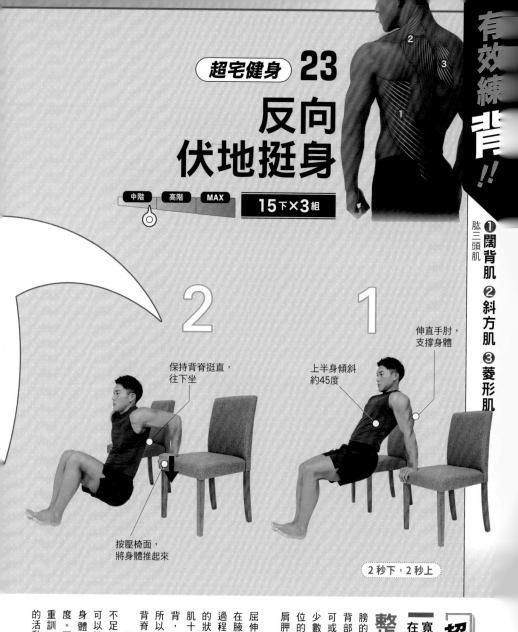

超宅健身 23

反向伏地挺身

中階 高階 MAX

15下×3組

有效練背!!

❶闊背肌 ❷斜方肌 ❸菱形肌

肱三頭肌

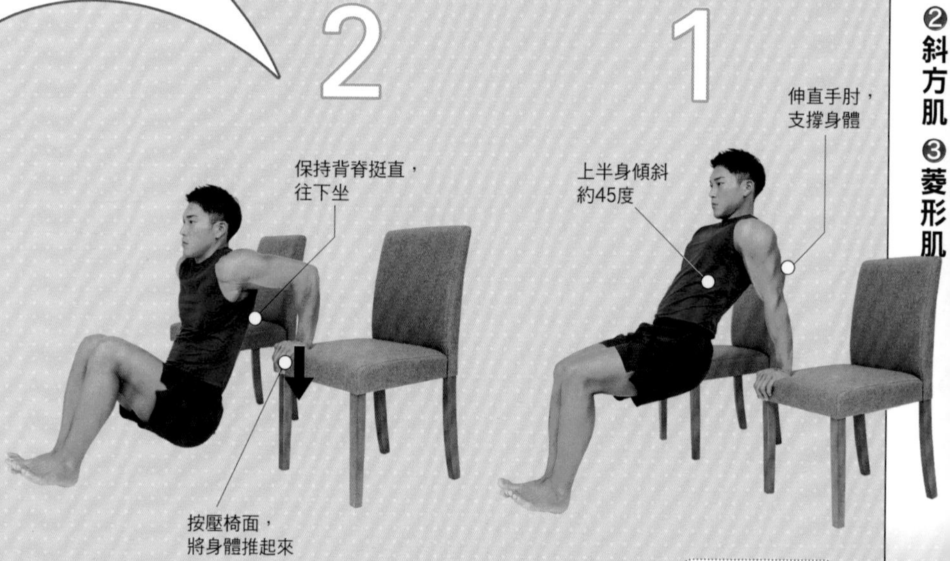

2秒下，2秒上

超理論

寬闊肩膀的關鍵在於三頭肌

整個人的身形要看起來均勻，重點就在於肩膀的寬度。要讓肩膀變寬，背部和肱三頭肌的肥大是不可或缺的，而這項運動正是少數能夠同時鍛鍊那兩個部位的動作，尤其更可望強化肩胛骨的活動性。

動作的訣竅是不要想著屈伸肘關節，而要將意識放在腋下的開闔上。由於動作過程中，肩關節是處於內旋的狀態，因此對於訓練闊背肌十分有效。只不過一旦駝背，就會達不到這個目的，所以一定要記得盡可能挺直背脊。

假使因肩關節的柔軟度不足而難以做到這個動作，可以讓踩地的腳的位置靠近身體，或是減少下降的幅度。再來就是從平日便確實重訓，努力讓關節恢復原有的活動度。

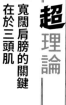

超格言

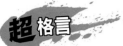

絕對不可駝背！

☑順著上半身的角度往下坐
☑用力推椅面，將身體推起來

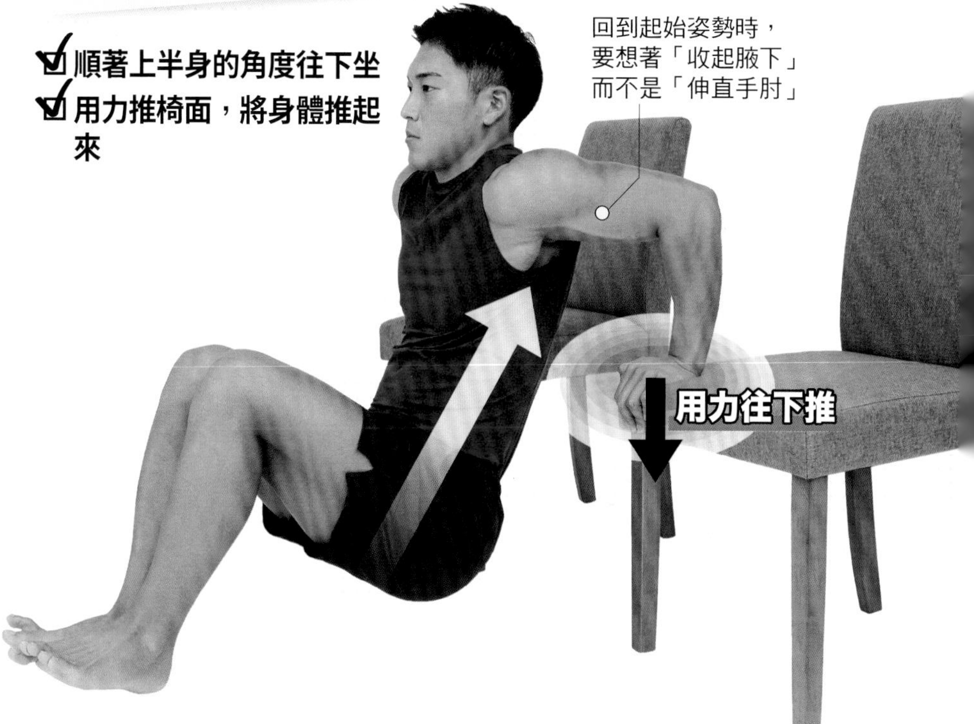

回到起始姿勢時，
要想著「收起腋下」
而不是「伸直手肘」
用力往下推

NG

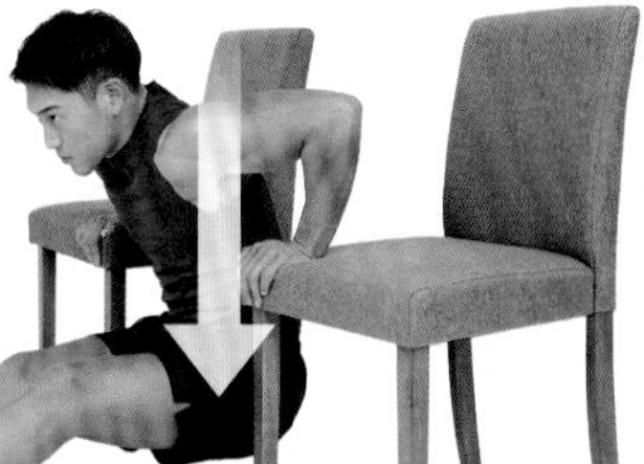

一旦往正下方坐
就會駝背

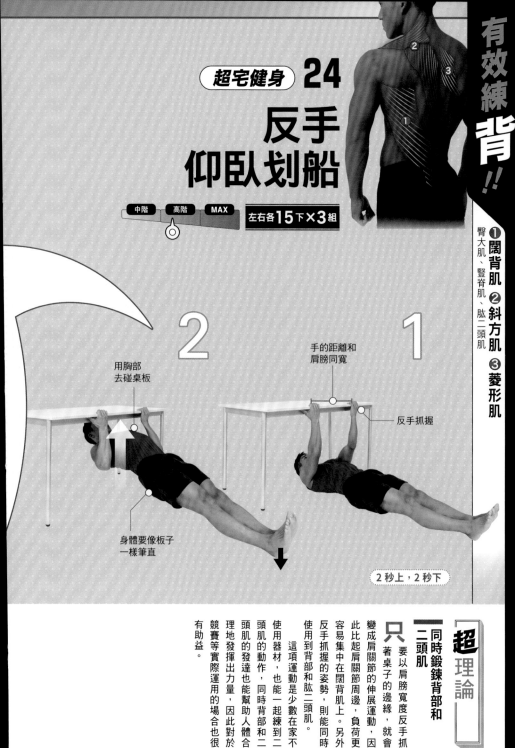

有效練背!!

超宅健身 24

反手仰臥划船

中階 高階 MAX

左右各15下×3組

❶闊背肌 ❷斜方肌 ❸菱形肌

臀大肌、豎脊肌、肱二頭肌

2秒上，2秒下

超理論

同時鍛鍊背部和二頭肌

只要以肩膀寬度反手抓著桌子的邊緣，就會變成肩關節的伸展運動，因此比起肩關節周邊，負荷更容易集中在闊背肌上。另外反手抓握的姿勢，則能同時使用到背部和肱二頭肌。

這項運動是少數在家不使用器材，也能一起練到二頭肌的動作，同時背部和二頭肌的發達也能幫助人體合理地發揮出力量，因此對於競賽等實際運用的場合也很有助益。

超格言

身體要維持平板姿勢！

☑ 筆直地抬起身體
☑ 以腳跟用力推地

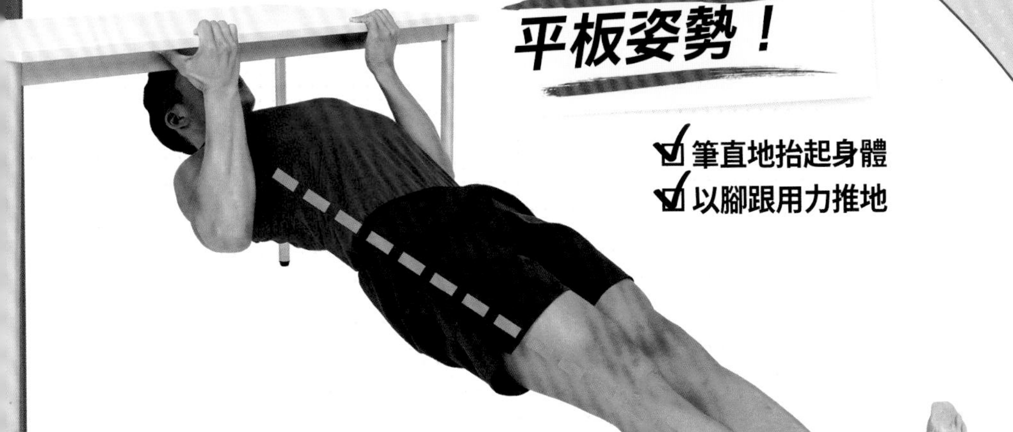

NG

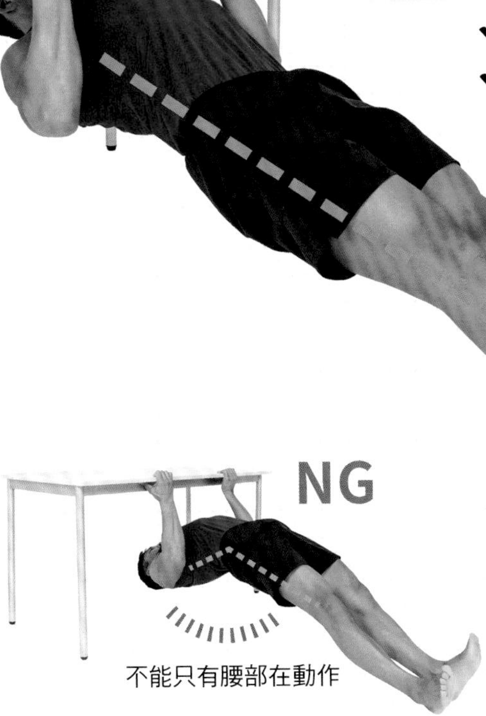

不能只有腰部在動作

利用器材 突破極限!!

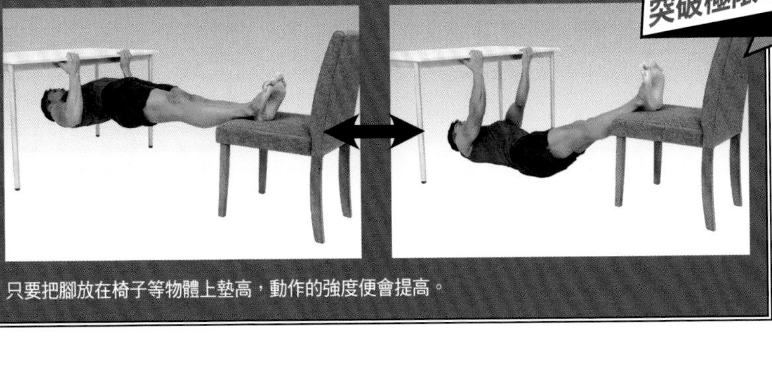

只要把腳放在椅子等物體上墊高，動作的強度便會提高。

超宅健身 25

正手仰臥划船

中階 高階 MAX

15下×3組

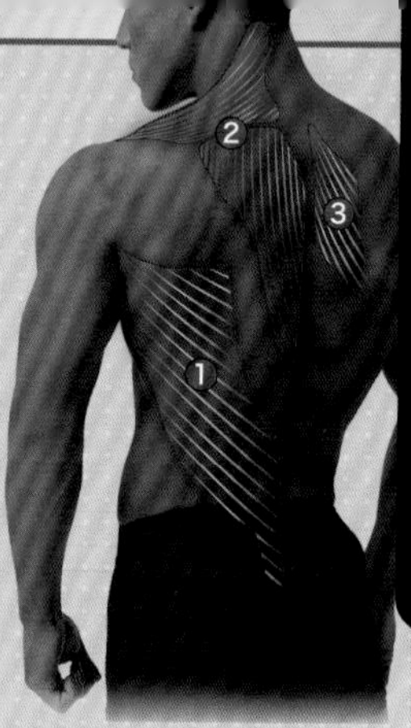

❶闊背肌 ❷斜方肌 ❸菱形肌

臀大肌、豎脊肌、三角肌（後束）

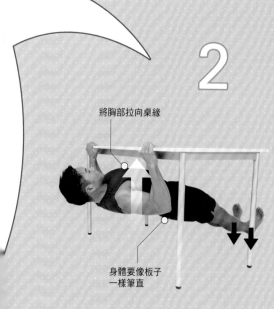

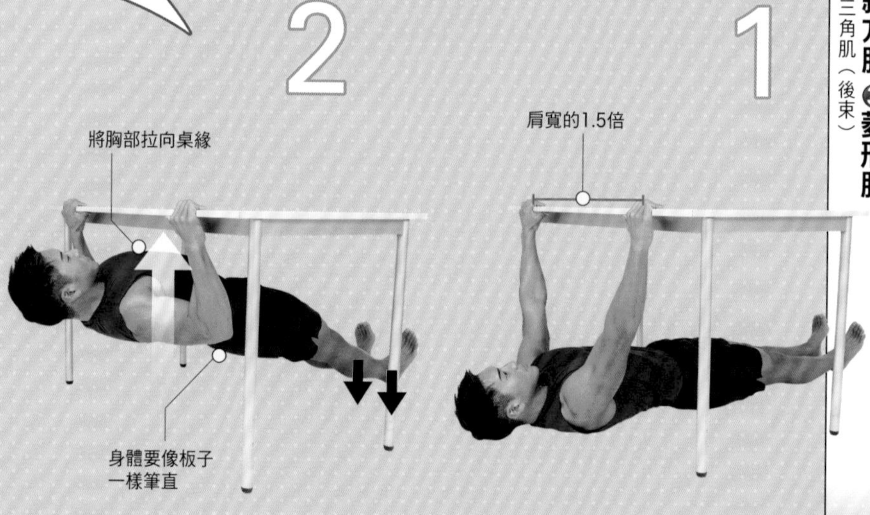

2秒上，2秒下

超理論

配合成長與目的

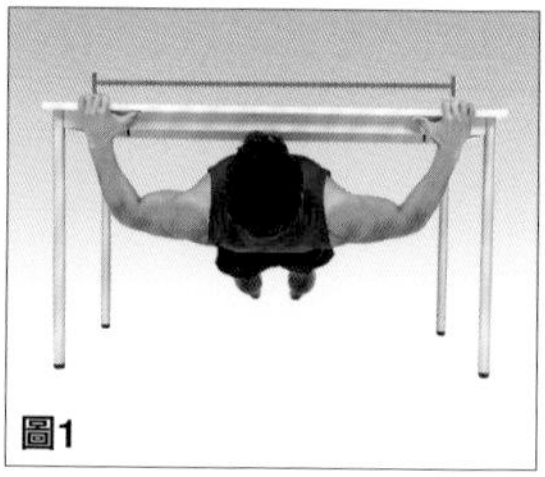

圖1

強度會隨手的寬度而改變

這是在家所能做到最接近引體向上的動作，以不使用器材的訓練動作來說難度相當高。手的寬度基本上為肩寬的1．5倍，不過距離越寬（圖1），力臂就越大。由於肩關節水平外展的力矩變大了，因此會帶給三角肌（後束）、斜方肌、菱形肌更強烈的刺激。建議最好配合自身的成長與目的，漸進式地調整手的寬度。

超格言

身體要維持一直線！

☑ 將胸部拉向桌緣
☑ 以腳跟用力推地

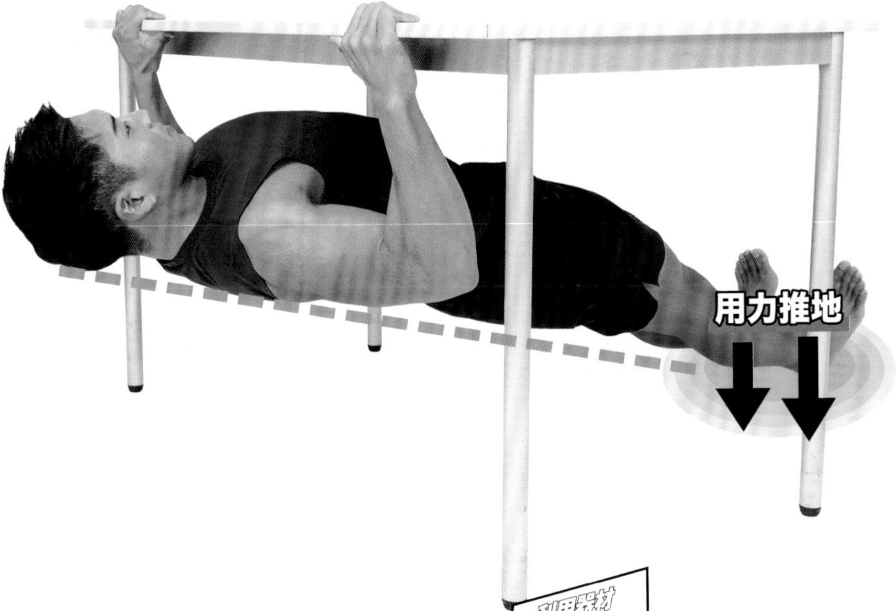

利用器材 突破極限!!

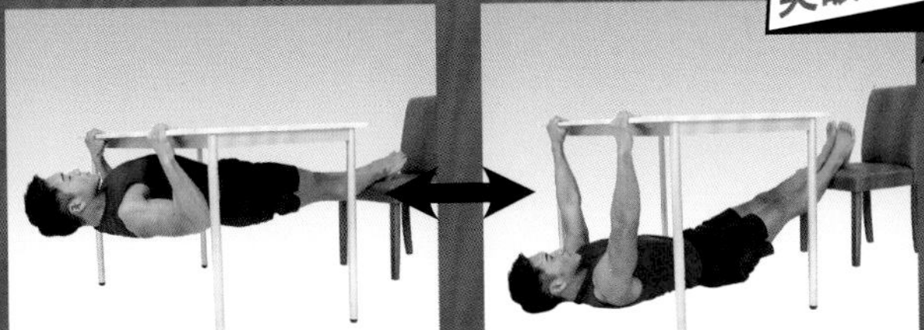

只要把腳放在椅子等物體上墊高，動作的強度便會提高。

在這個動作過程中，豎脊肌和臀大肌會保持在等長收縮的狀態，所以也能有效強化到這兩者的肌肉。和反手進行的「反手仰臥划船」（P66）一樣，千萬記得要將身體固定成平板狀。

超宅健身 26

反向肘撐飛鳥

中階 高階 MAX

15下×3組

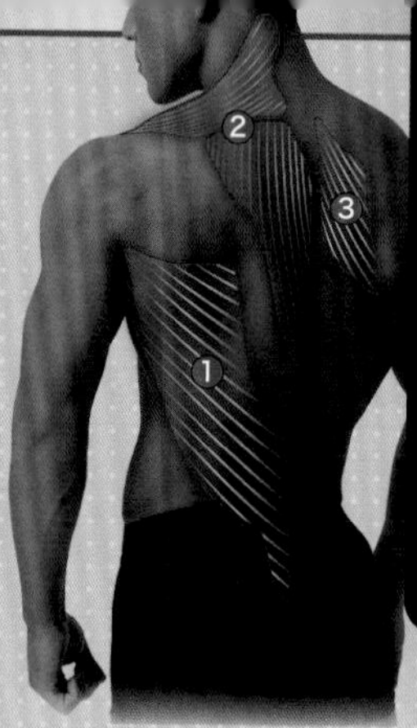
2
3
1

❶闊背肌 ❷斜方肌 ❸菱形肌
豎脊肌、三角肌（後束）

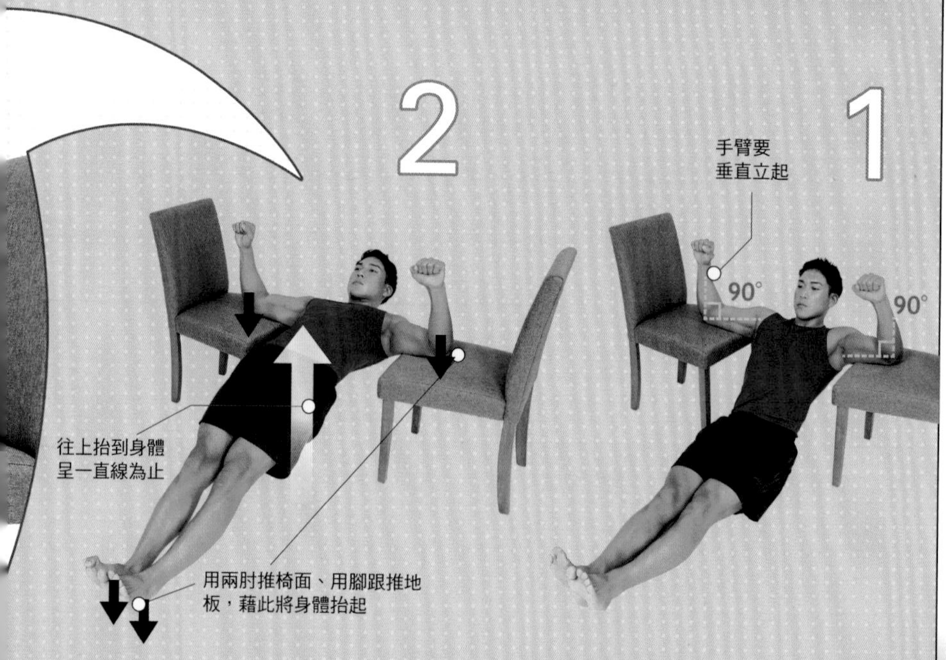
1
手臂要
垂直立起
90°
90°
2
往上抬到身體
呈一直線為止
用兩肘推椅面、用腳跟推地
板，藉此將身體抬起
2秒上，2秒下

超理論

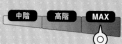

你獲得挑戰權了嗎？

如果背部的力量不足，可能連起始姿勢都做不出來吧。這項運動只有能夠輕鬆做出起始姿勢的人，才有資格獲得挑戰權。

動作屬於肩關節的單關節運動。由於肩膀周邊以外的肌肉都不會參與動作，因此非常推薦用來強化身體背面，尤其是肩膀周圍的肌肉。另外，因為會帶給肩胛骨內旋動作很強的負荷，所以斜方肌和菱形肌會受到很大的刺激。

放置手肘的兩張椅子距離越遠，力臂就越長，進而使得肩關節水平外展的力矩變大，強度也隨之提高。雖然希望各位務必要挑戰看看，不過因為這個動作很容易就會讓肩胛骨上提，所以執行動作之前千萬記得要確實將肩胛骨下沉。

超格言

從頭到腳一直線

- ☑ 以兩肘、腳跟用力往下推
- ☑ 讓肩關節內旋，保持挺胸

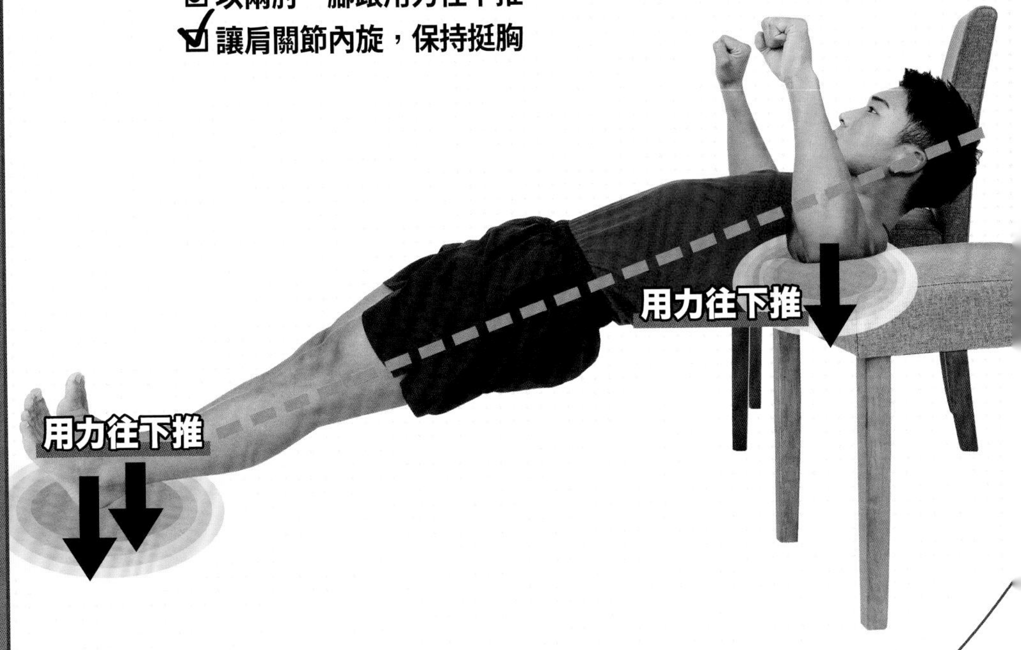

超宅健身 27

毛巾硬舉

中階　高階　MAX

停留6秒×10組

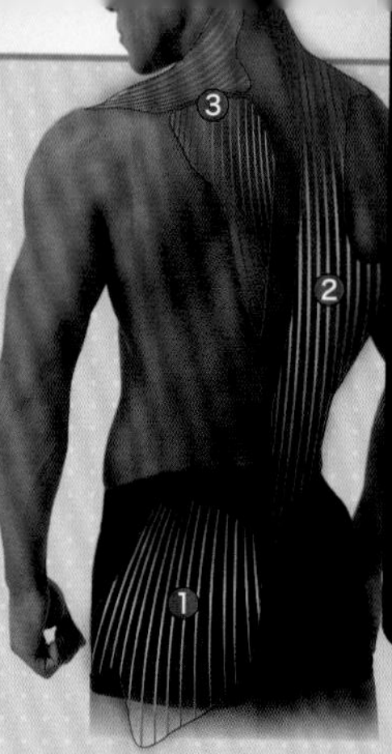

有效練肌!!

❶臀大肌 ❷豎脊肌 ❸斜方肌

1

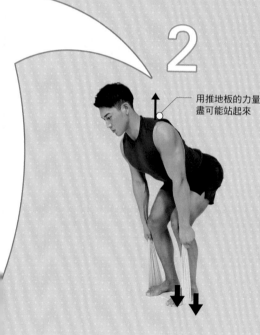

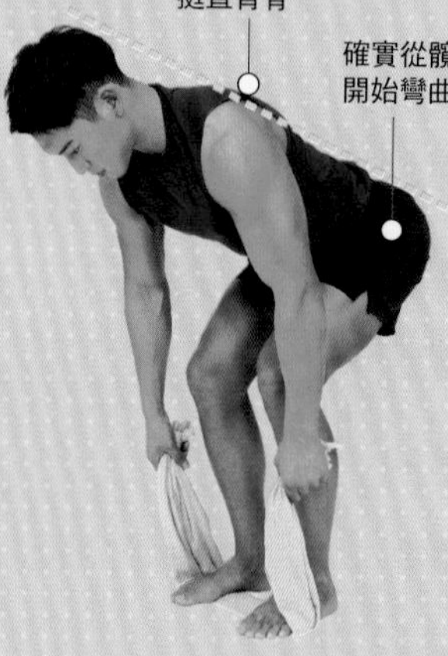

2

在最用力的狀態下停留 6 秒

超理論

下半身與上半身的連動

硬舉的基本姿勢是肩胛骨內收。由於必須持續維持這一點，因此等長收縮的效果會帶給斜方肌強烈的刺激。假使背部無力，那麼就沒有資格挑戰這項運動了。

等到背部有力了再來執行，應該就會了解到這個動作對於創造軀幹與髖關節的連動性非常重要。硬舉雖然是一項完全藉由用力推地來提升腿力的訓練動作，但是也需要與上半身之間的連動性，同時能帶給背部更大的刺激。

超格言
用力推地板！

☑在挺直背脊的狀態下動作
☑利用推地的反作用力站起

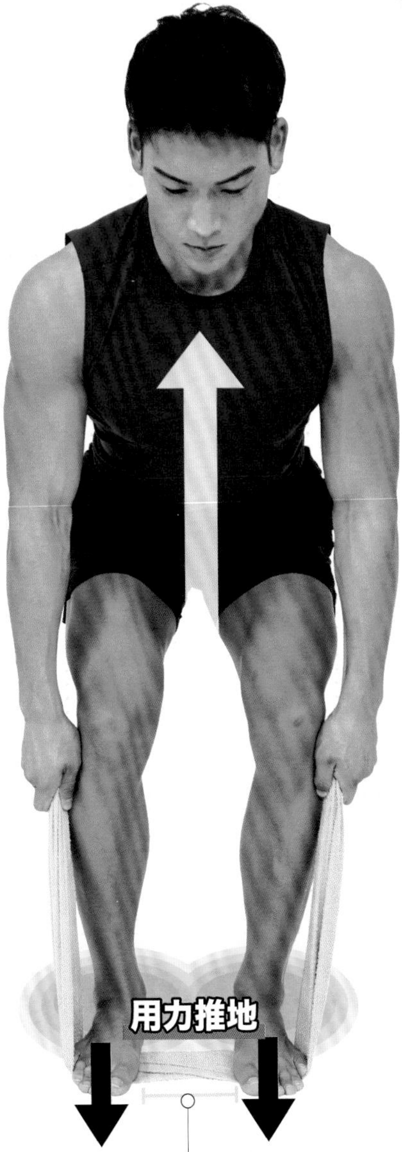

如果試圖用手往上拉
就會駝背

NG

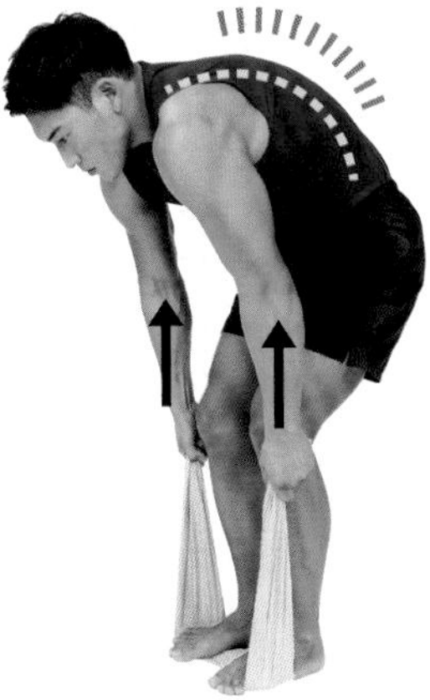

超宅健身 28

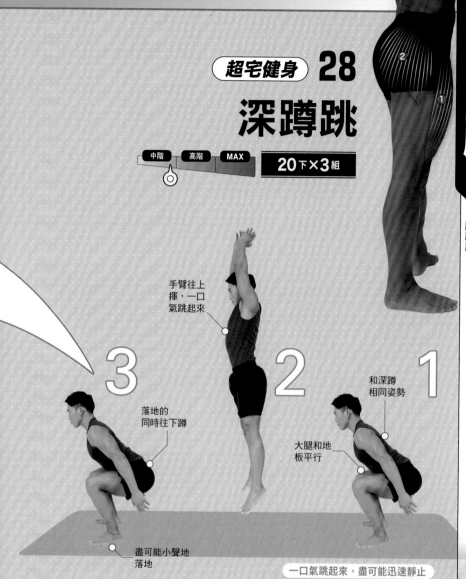

深蹲跳

中階　高階　MAX

20下×3組

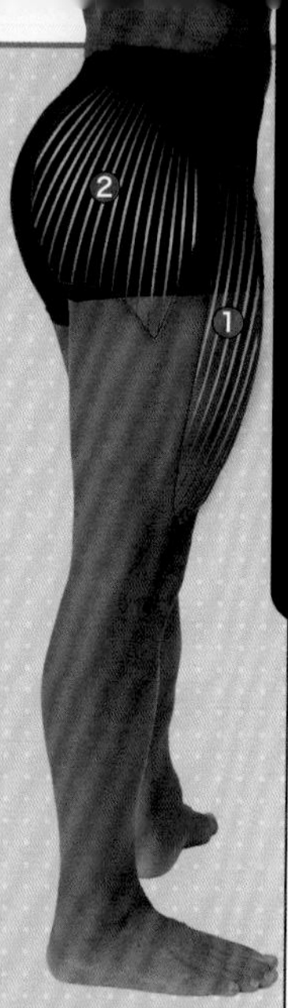

❶股四頭肌 ❷臀大肌

腓腸肌

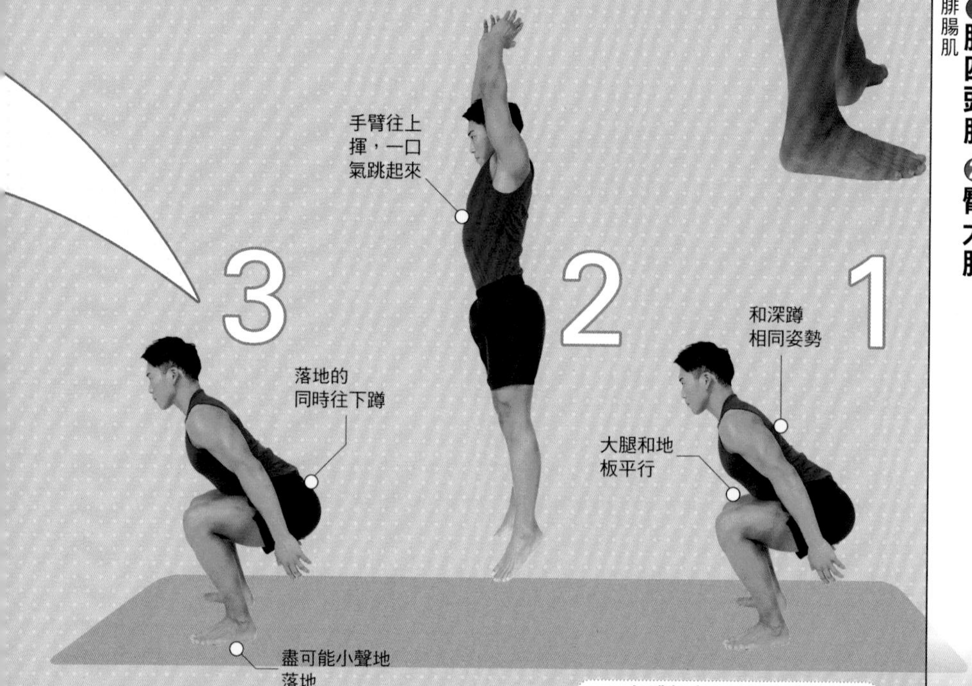
手臂往上揮，一口氣跳起來
3
2
1
和深蹲相同姿勢
落地的同時往下蹲
大腿和地板平行
盡可能小聲地落地

一口氣跳起來，盡可能迅速靜止

超理論

完美的平行蹲是大前提

圖1

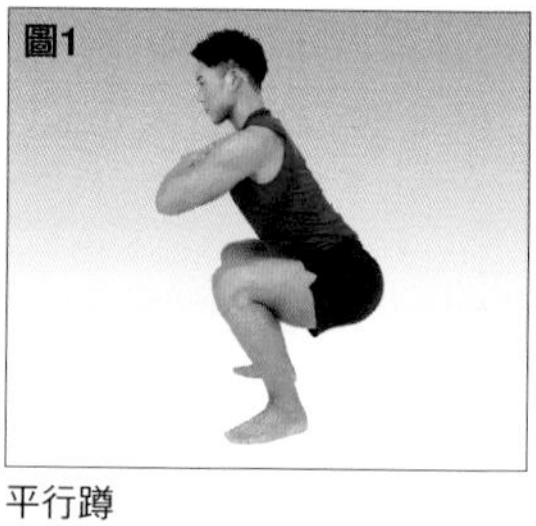

平行蹲

跳躍能夠在自體重量上加上加速度，而在落地的同時以平行蹲（圖1）做出蹲姿，則能讓所有負荷施加在臀部和大腿上。再加上，無聲落地會使得離心收縮的程度加劇，而且盡可能緊急煞車也會讓負荷增強。獲得這些效果正是這項運動的目的。

換句話說，要挑戰這項運動，前提條件就是要能夠做出完美的平行蹲。因為做

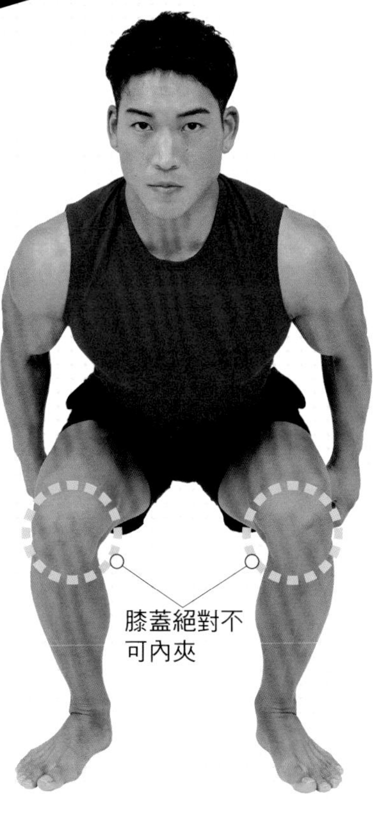
膝蓋絕對不
可內夾

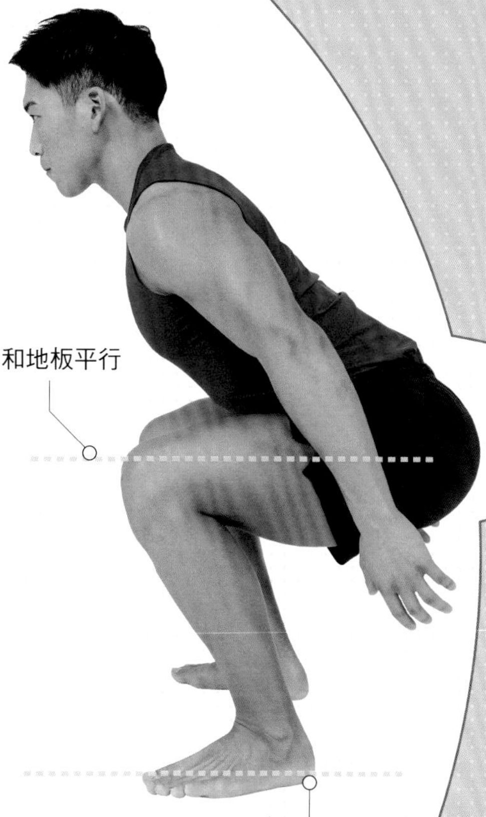
和地板平行
落地的同時
讓腳跟觸地

超格言

緊急煞車&穩穩落地！

- ☑ **盡可能拉長腳跟負重的時間**
- ☑ **不是落地之後，而要在落地的同時下蹲**

得到和做不到所呈現出來的成果差距極大，所以沒把握或做不到的人無權挑戰。

超宅健身 29

單腳硬舉

中階 高階 MAX

左右各15下×3組

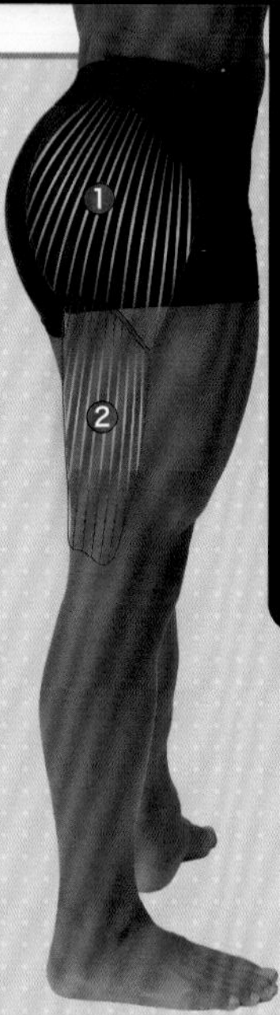

❶臀大肌 豎脊肌 ❷大腿後側肌群

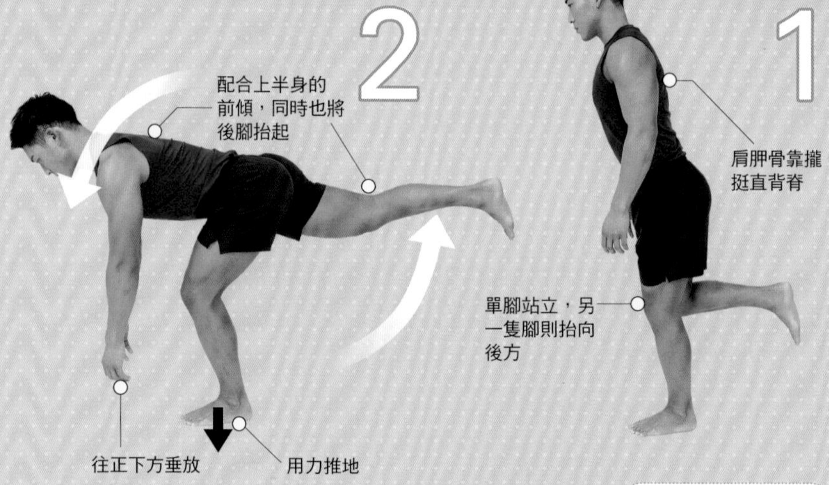
2
配合上半身的前傾，同時也將後腳抬起
往正下方垂放
用力推地
1
肩胛骨靠攏，挺直背脊
單腳站立，另一隻腳則抬向後方

4秒前傾，4秒起身

超理論

全身翹翹板

以單腳站立、前傾上半身的動作，可以強化平衡感和提升單腳發力的能力。要注意的是前傾的時候肩胛骨一旦外展，或是因後腳沒有抬起來而導致彎腰（圖1），都會得不到應該有的刺激。請想像全身就像翹翹板，軸心腳的膝蓋可彎曲，但不要彎曲那麼多，以微彎的姿勢前傾上半身，就能增加對大腿後側肌群的負荷，進而提升訓練成效。

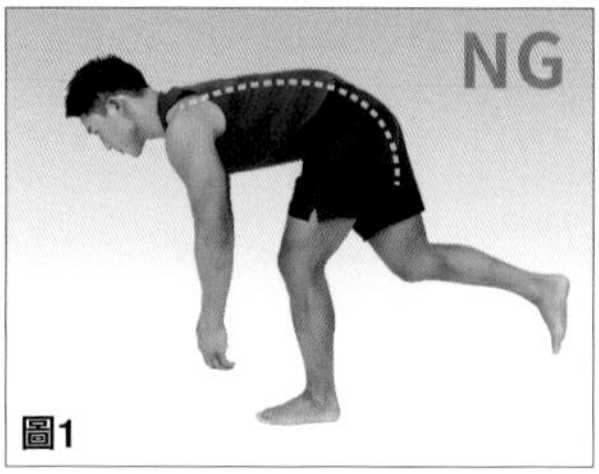

圖1

注意不要彎腰和肩胛骨外展

超格言

絕對不可駝背！

☑從骨盆的位置前傾
☑後腳也要抬起

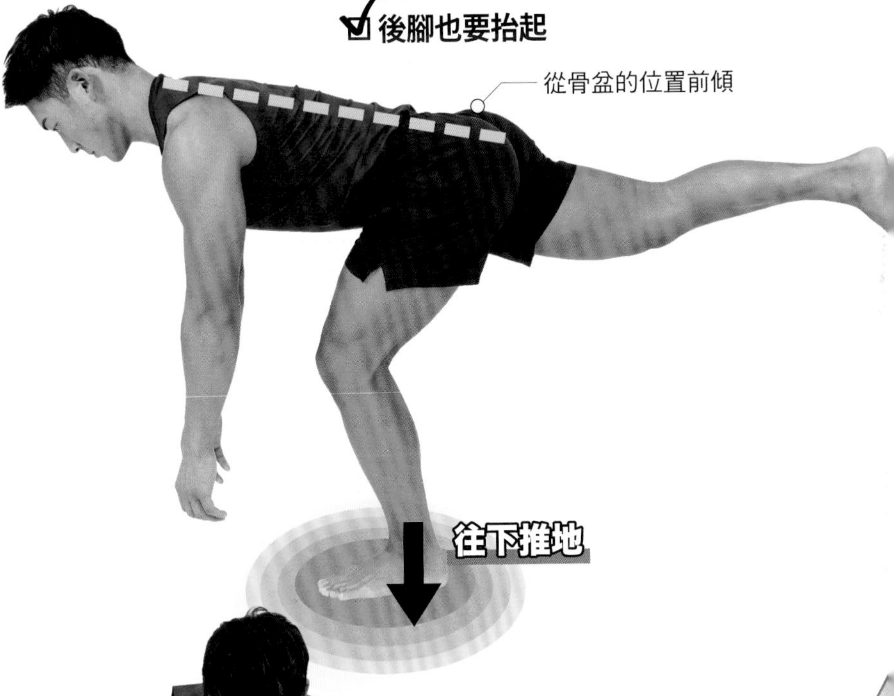
從骨盆的位置前傾
往下推地

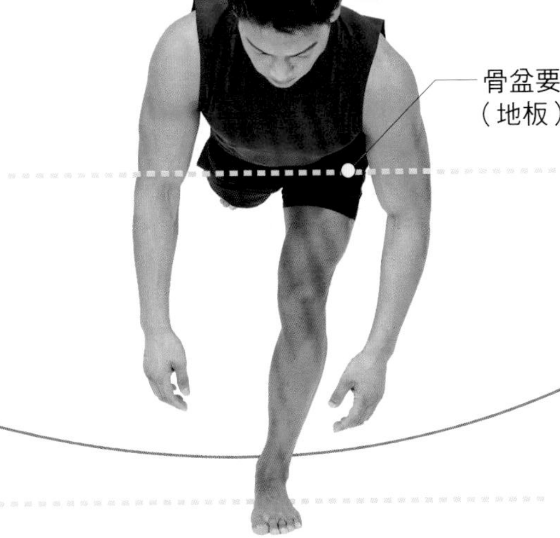
骨盆要隨時朝向正面（地板）

超宅健身 30

側跨步蹲

中階 高階 MAX

20次×3組

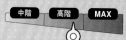

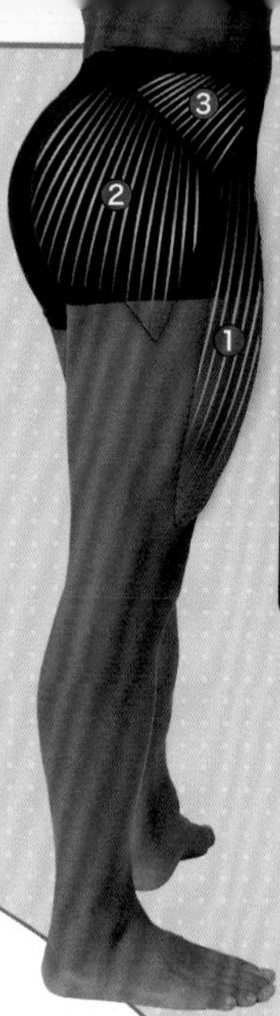

❶股四頭肌
髖部外旋肌群
❷臀大肌
❸臀中肌

超格言

用臀部煞車！用腳跟往下踩！

- ☑肩、臀、膝要在腳跟正上方
- ☑將重心放在腳跟上，確實踩穩地板

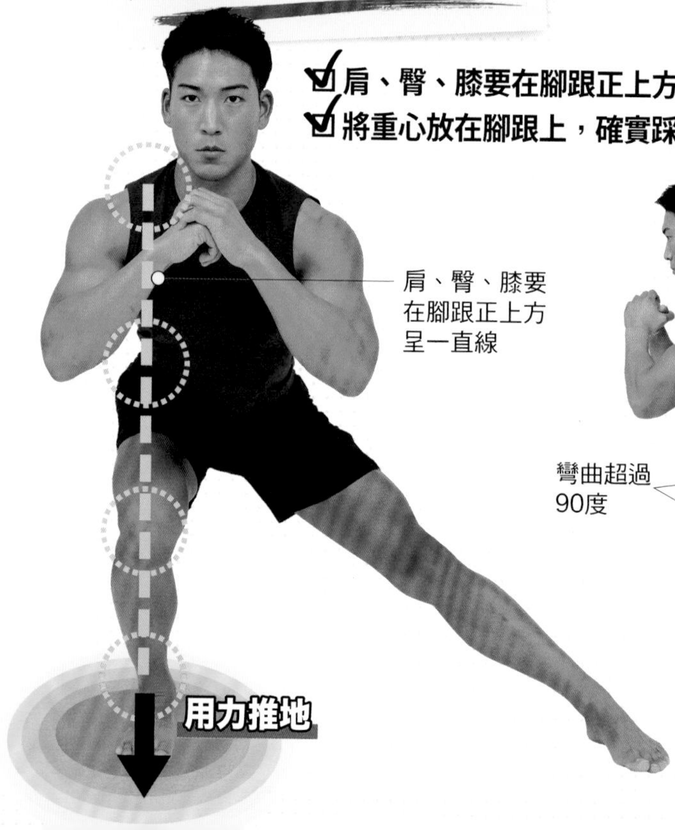

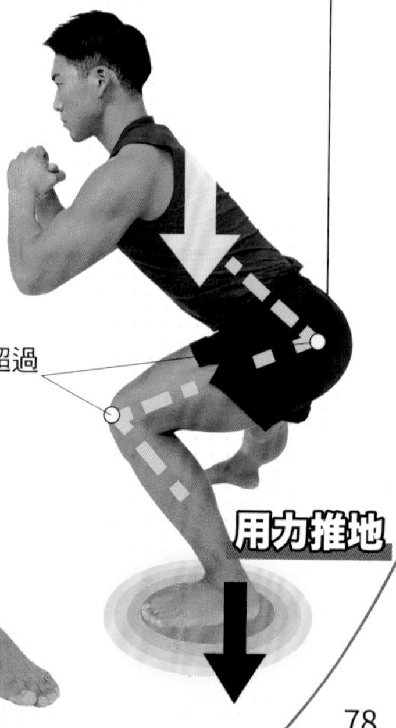

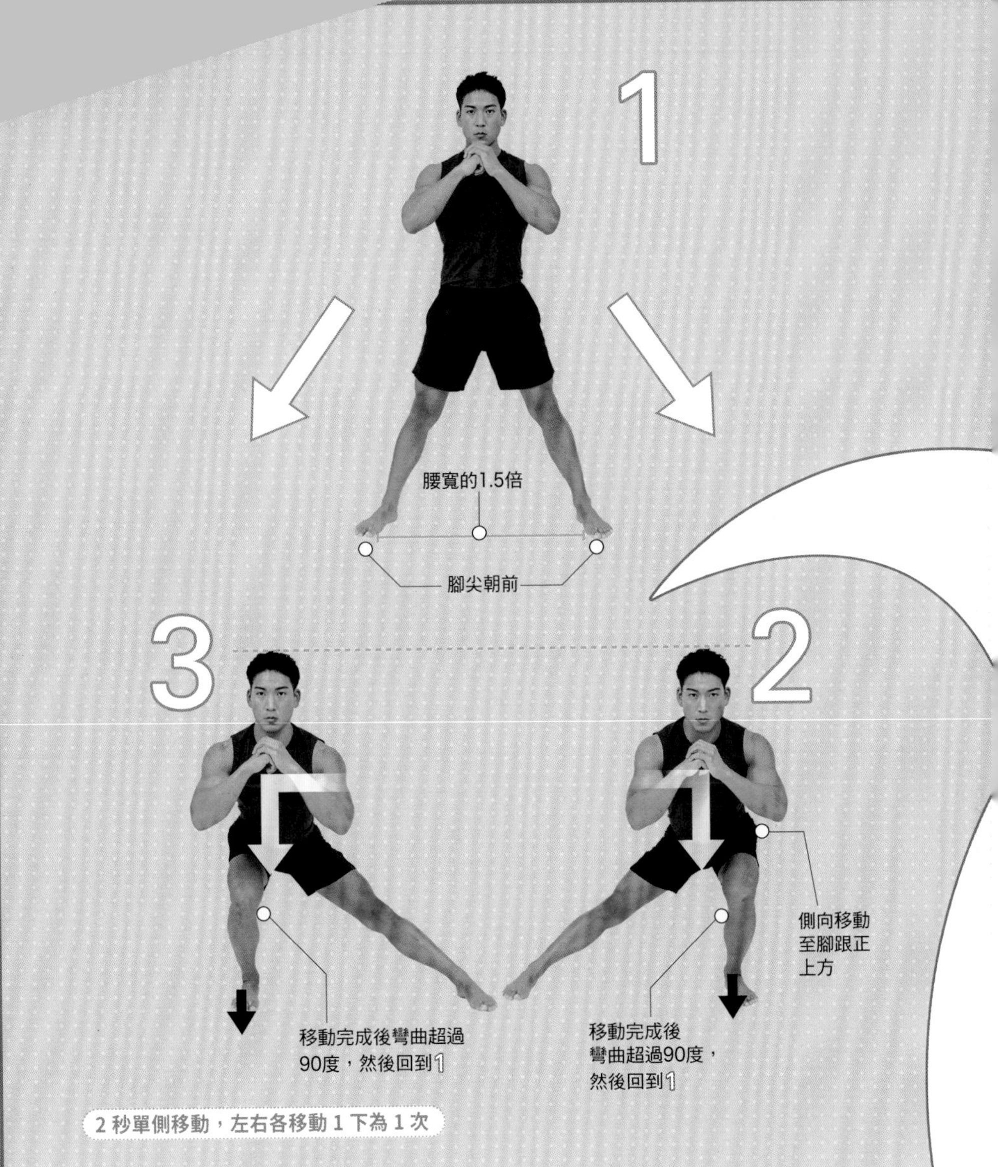

超理論

移動&停止

伴隨著髖關節內旋的髖關節屈曲會刺激臀大肌，而從側向移動停止的動作則能鍛鍊到臀中肌。由於這項運動能夠帶來一般深蹲所得不到的刺激，因此非常推薦各位除了深蹲外也一併加入這個訓練動作。

多做幾次後開始覺得累了，肩、臀、膝就會變得很難來到腳跟正上方。可是，這些部位如果不保持一直線，這個訓練動作就失去意義了。請務必堅持維持動作的正確性，直到最後都不鬆懈。

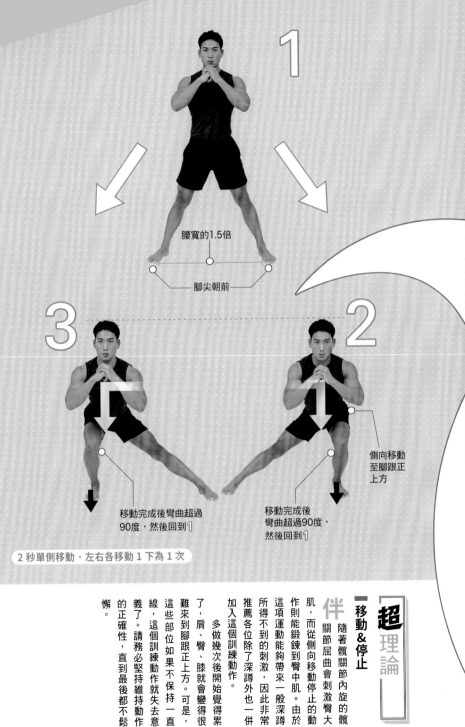

超宅健身 31

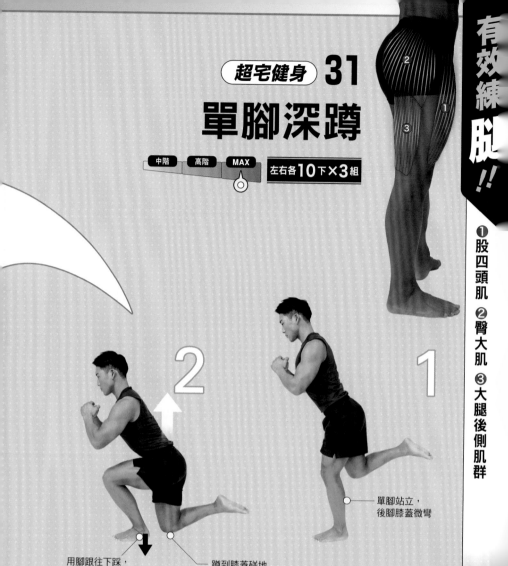

單腳深蹲

中階　高階　MAX

左右各10下×3組

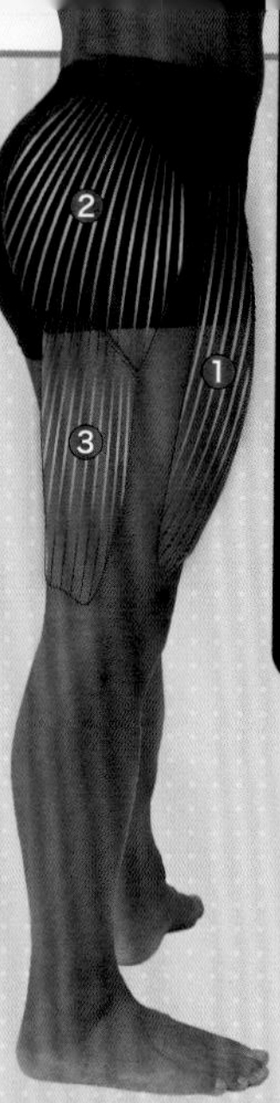

❶股四頭肌 ❷臀大肌 ❸大腿後側肌群

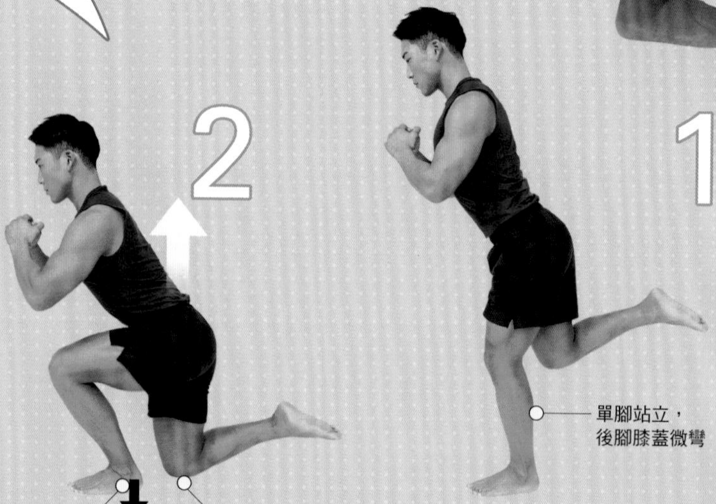

2
1
單腳站立，
後腳膝蓋微彎
用腳跟往下踩，
將全身推起
蹲到膝蓋碰地

2 秒下，2 秒上

超理論

重心要放在腳跟

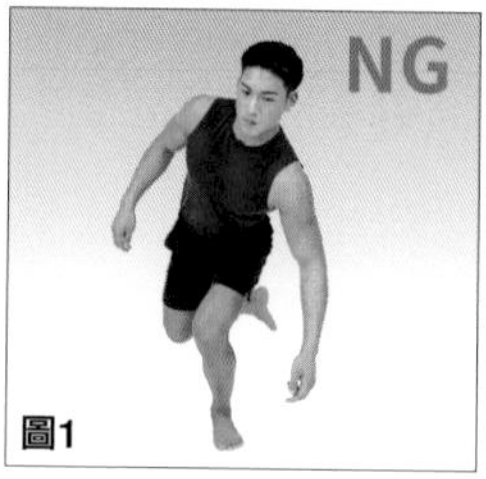

圖1

注意膝蓋不要晃動和內夾

由於這個動作是從完全蹲下的狀態單腳站起，因此是徒手深蹲類的動作中負荷最高的一種。除了平衡感外，這個動作也需要踝關節的柔軟度和足夠有力的軀幹核心，所以整體來看堪稱是強度極高的訓練動作。

因為這個動作是以膝關節伸展為優先，所以會優先鍛鍊到股四頭肌，但是如果可以的話，希望各位在動作時能夠將前腳的重心放在腳跟上。這麼一來，髖關節的

超格言

用腳跟推地，站起來！

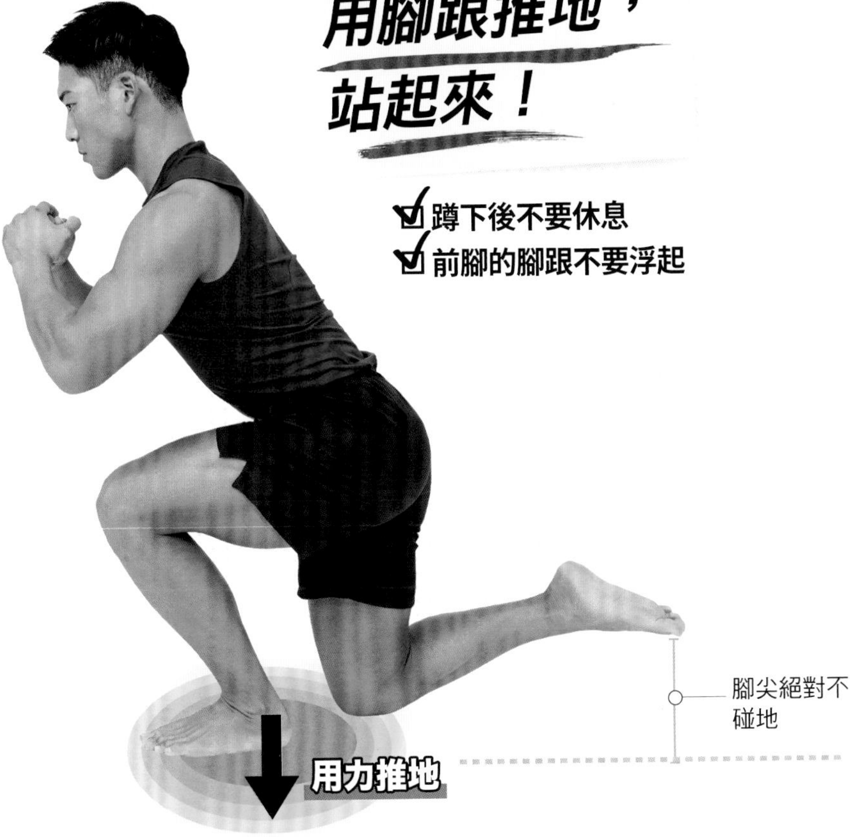

☑蹲下後不要休息
☑前腳的腳跟不要浮起
腳尖絕對不可碰地
用力推地

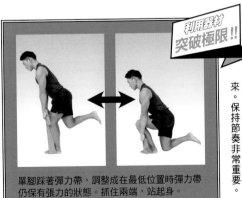

利用器材突破極限!!

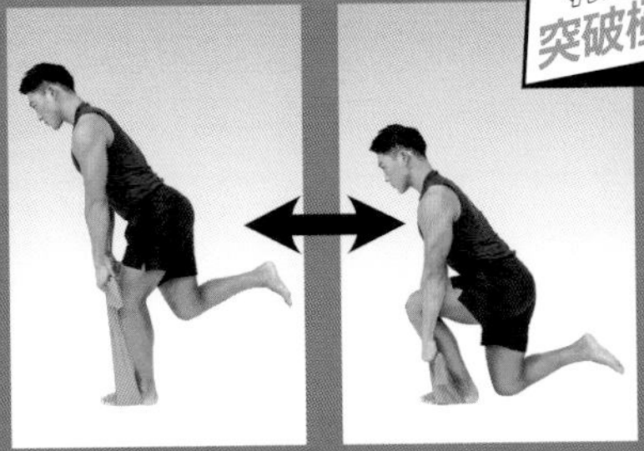

單腳踩著彈力帶，調整成在最低位置時彈力帶仍保有張力的狀態。抓住兩端，站起身。

伸展力矩就會加大，給予臀大肌的刺激也會隨之增加。可是，有許多人都無法保持平衡，容易將重心置於腳尖。即便最後結果還是沒有做到，都請別忘了要想著將重心放在腳跟。

也要注意不要讓膝蓋內夾（圖1），還有蹲下後不要休息。花2秒蹲下後要立刻推著地板，花2秒站起來。保持節奏非常重要。

超宅健身 32

單腳臀推

中階　高階　MAX

左右各15下×3組

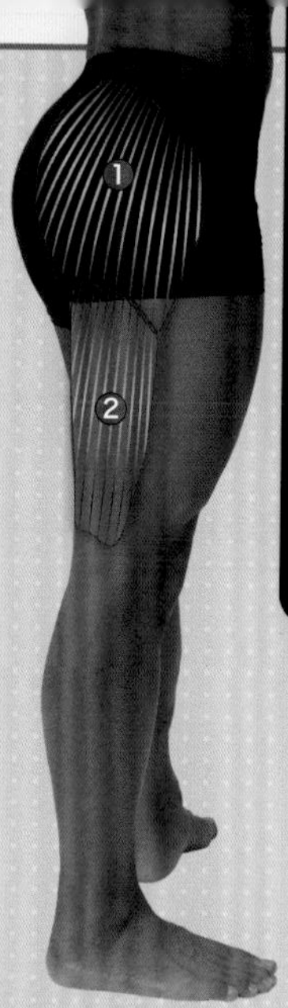
❶
❷

❶臀大肌　豎脊肌
❷大腿後側肌群

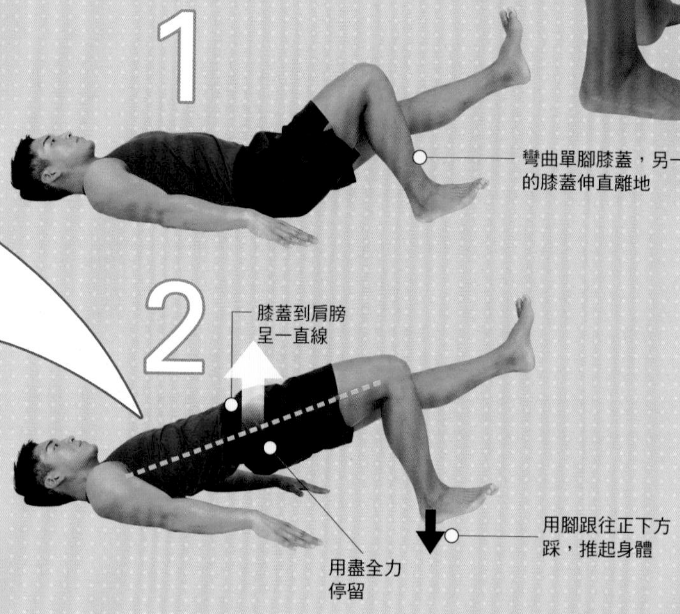
1
彎曲單腳膝蓋，另一腳的膝蓋伸直離地
2
膝蓋到肩膀呈一直線
用腳跟往正下方踩，推起身體
用盡全力停留

1 秒上，在最用力的狀態下停留 3 秒，1 秒下

超理論

目標與姿勢

這項運動是藉由腳跟推地讓髖關節伸展，給予臀大肌刺激。上抬是「抬到上半身呈直線為止」，而抬起後繃緊臀大肌這個動作，能夠更進一步加強對臀大肌的刺激。

腳跟的位置如果遠離臀部，就會換成大腿後側肌群受到的負荷增加。因此，各位可以視自己的訓練目標，看是要鍛練臀大肌或大腿後側肌群，來決定訓練的姿勢。又或者改變腳跟的位置各做1組，讓兩個部位都訓練到，也是不錯的選擇。

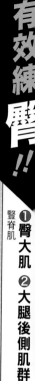

超格言

用腳跟推地，臀部用力！

☑ 用力推地，抬起臀部
☑ 臀部用力繃緊

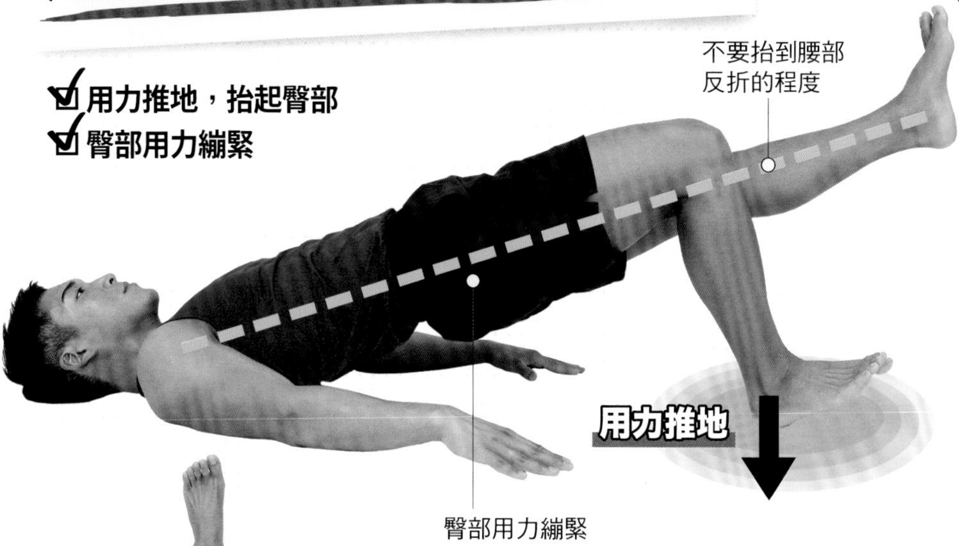
不要抬到腰部
反折的程度
用力推地
臀部用力繃緊

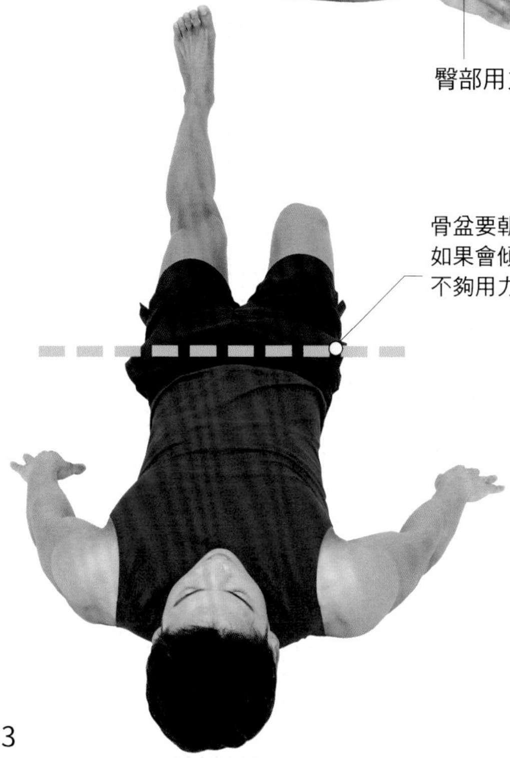
骨盆要朝向正面（天花板）。
如果會傾斜，就表示腳跟推得
不夠用力

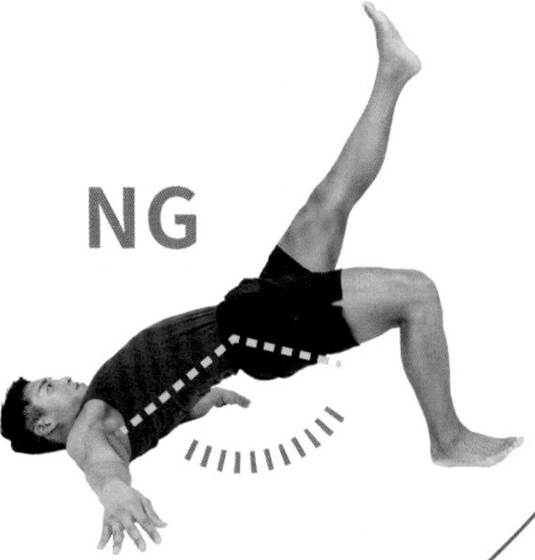
NG

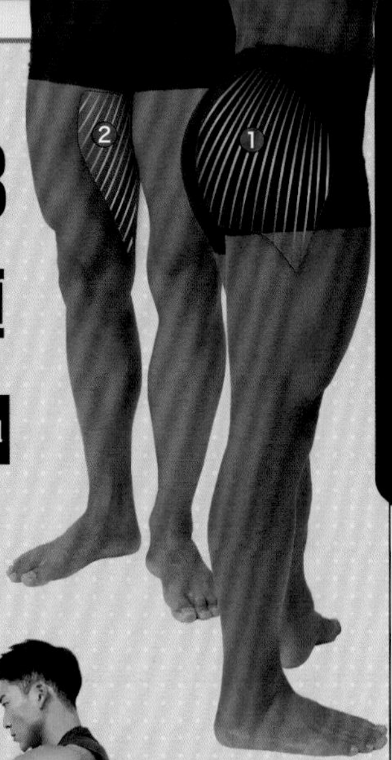
❶臀大肌 ❷內收肌
股四頭肌、髂腰肌

超宅健身 33

滑步分腿蹲

中階 高階 MAX

左右各15下×3組

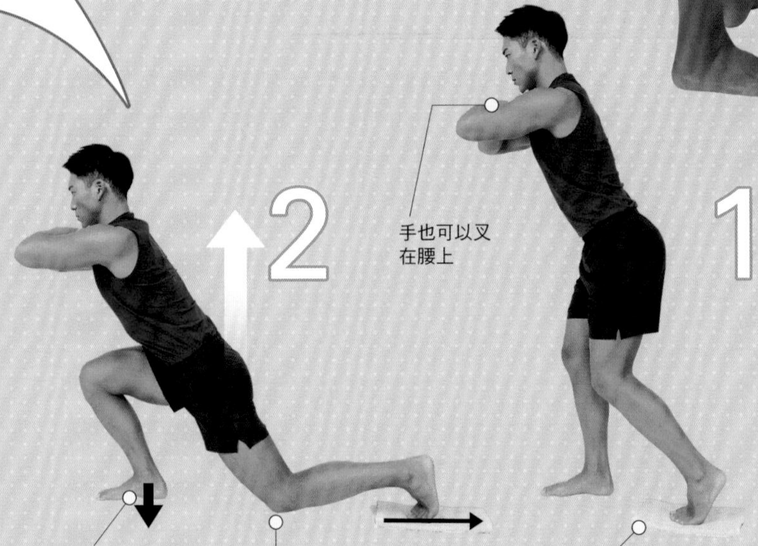
1
2
手也可以叉在腰上
以前腳踩地的力量推起身體
滑向後方
使用毛巾以便滑行

3 秒滑行，2 秒返回

超理論

防止姿勢跑位的方法

動作過程中，必須注意骨盆的方向。前腳的髖關節內旋，能夠帶給前腳的臀大肌更強烈的刺激。只要讓前腳的髖關節內旋，後腳應該就會自動滑向正後方而非外側。

其次，將滑向後方的後腳拉回來的動作，會大大地使用到內收肌。以下半身訓練所使用到的肌群來說，這樣的搭配相當難得少見。

超格言

骨盆不可以傾斜！

- ☑ 重心分配為前：後＝10：0
- ☑ 保持前腳的髖關節內旋

前腳髖關節內旋

前腳髖關節外旋

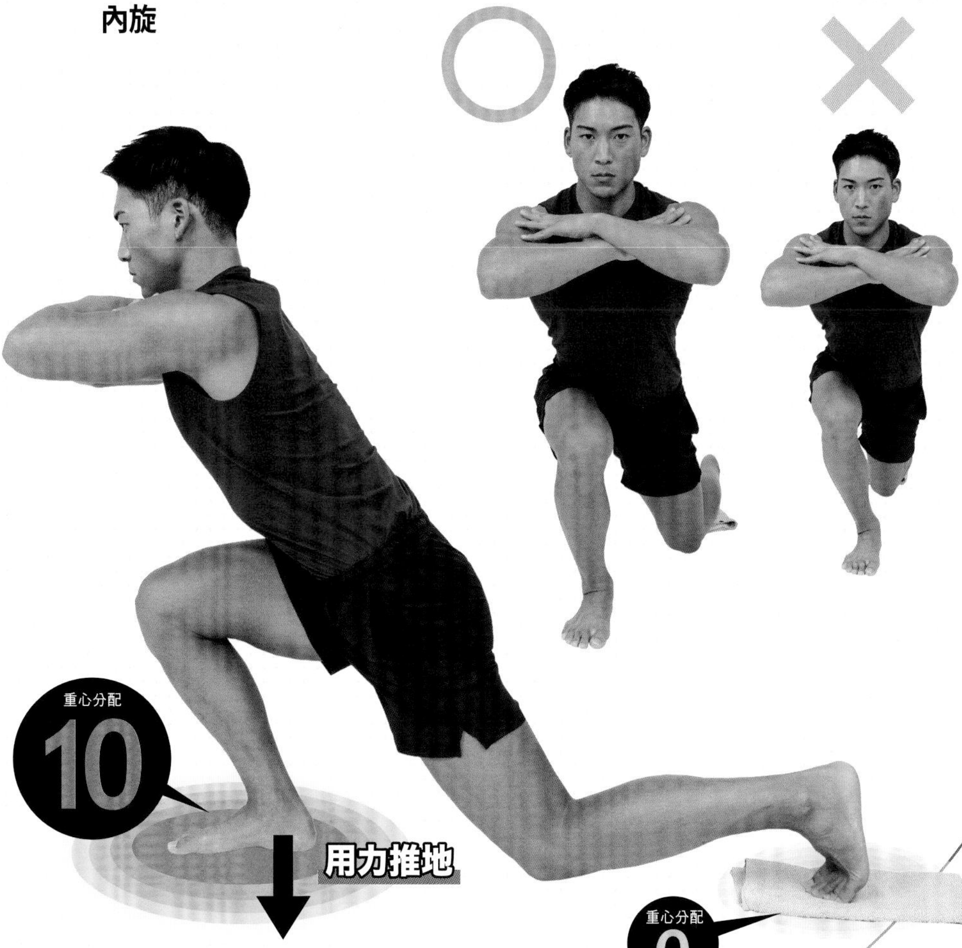

超宅健身 34

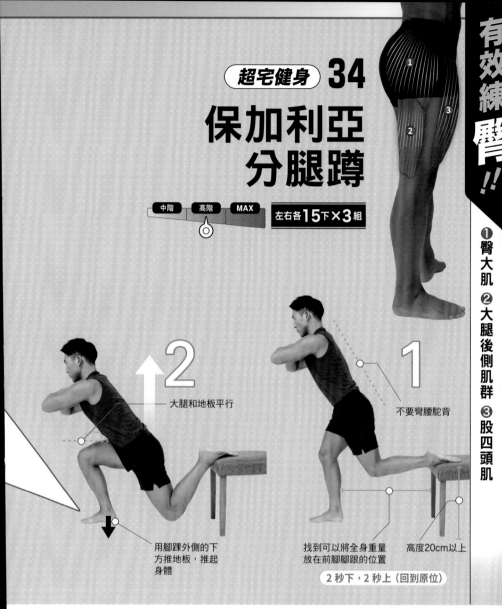

保加利亞分腿蹲

中階 高階 MAX

左右各15下×3組

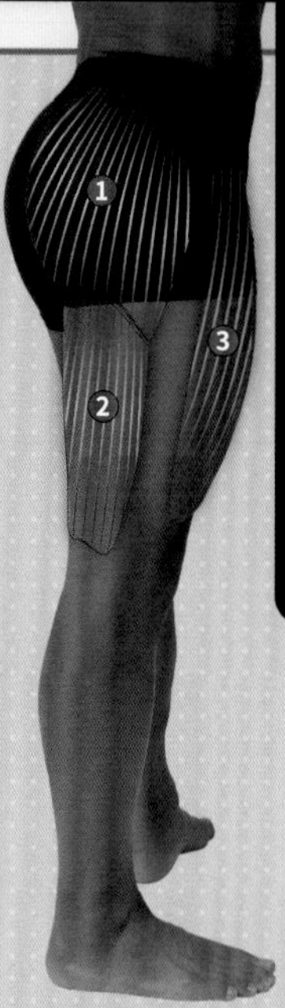

❶臀大肌 ❷大腿後側肌群 ❸股四頭肌

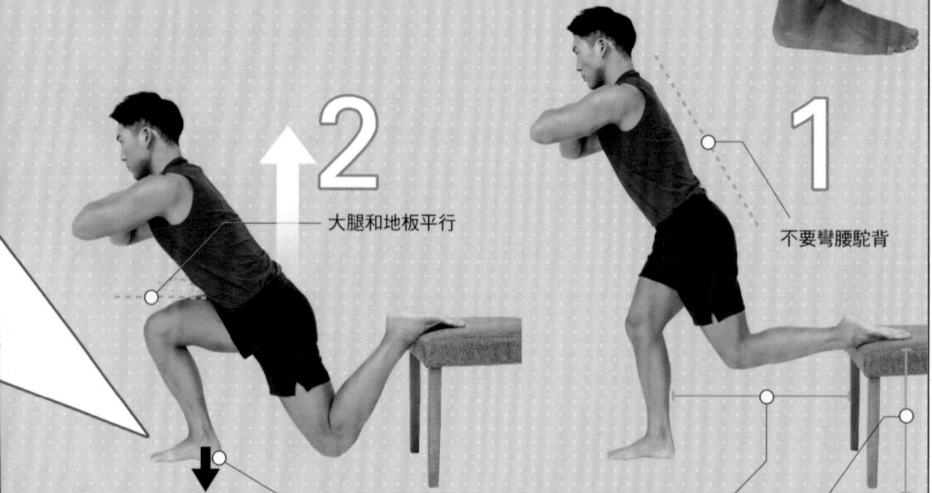
2
大腿和地板平行
用腳踝外側的下方推地板，推起身體
1
不要彎腰駝背
找到可以將全身重量放在前腳腳跟的位置
高度20cm以上

2秒下，2秒上（回到原位）

超理論

以髖關節伸展為優先

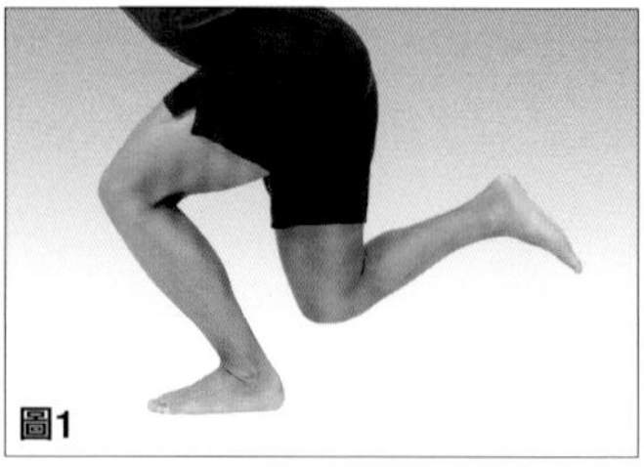

圖1

這個單腳深蹲的動作是以膝關節伸展為優先

能夠對「單腳站起」這個動作施加最多負荷的，就是保加利亞分腿蹲。類似的訓練動作還有「單腳深蹲」（P80），不過單腳深蹲是以伸展前腳膝關節為優先的動作（圖1），相對之下，保加利亞分腿蹲則是以髖關節伸展為優先，兩者差異很大。

還有一點需要各位理解的是，椅子的用途並非輔

超格言

以前腳用力推地！

☑用推地的力量站起來
☑重心分配為前：後＝10：0

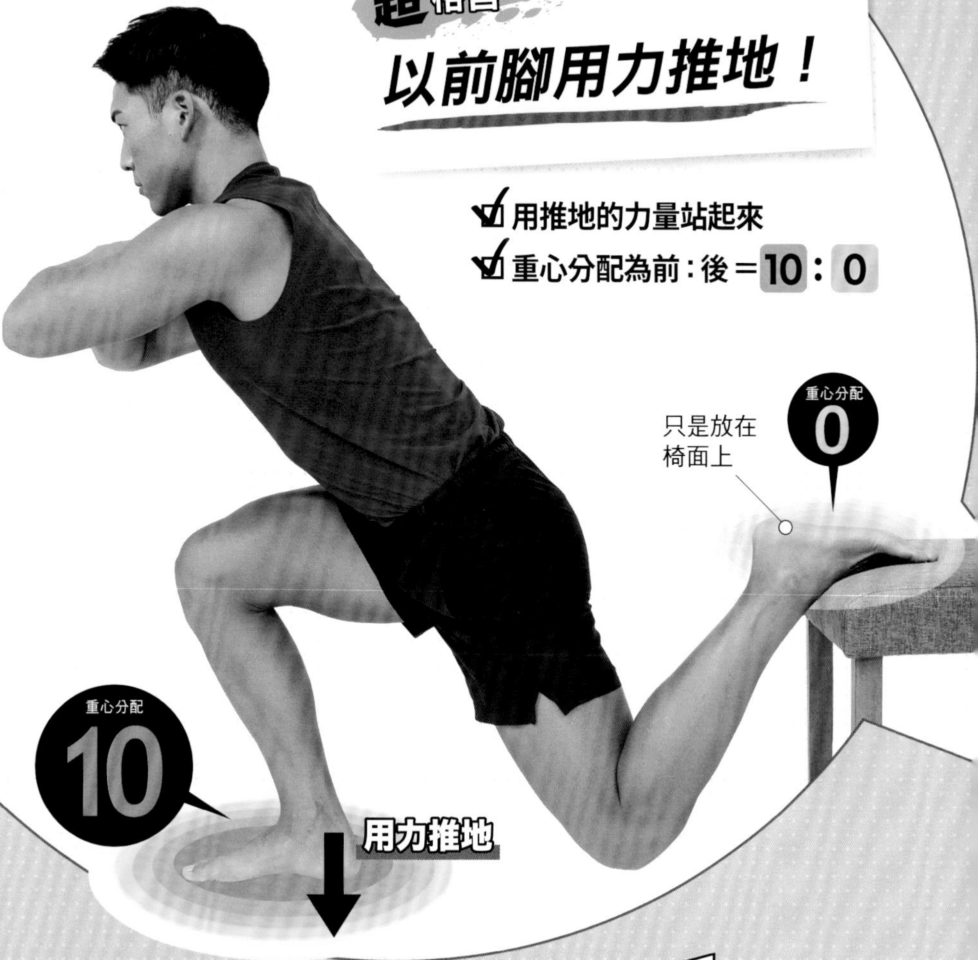
重心分配
0
只是放在
椅面上
重心分配
10
用力推地

利用器材 突破極限!!

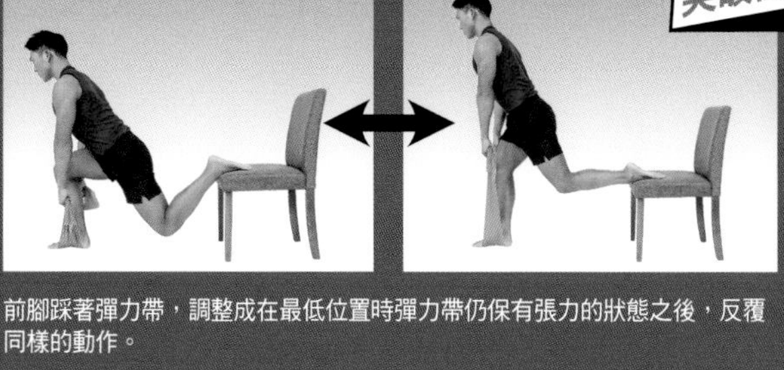

前腳踩著彈力帶，調整成在最低位置時彈力帶仍保有張力的狀態之後，反覆同樣的動作。

助，而是用來增加前腳髖關節伸展的負荷。

超宅健身 35

登階抬膝

中階 高階 MAX

左右各15下×3組

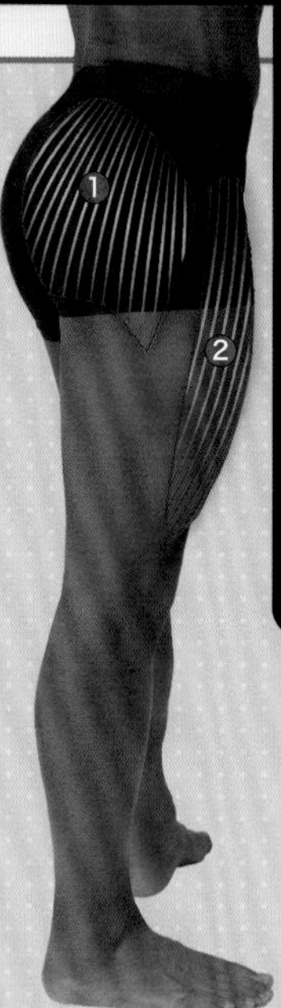
❶
❷

❶臀大肌 ❷股四頭肌

腹直肌

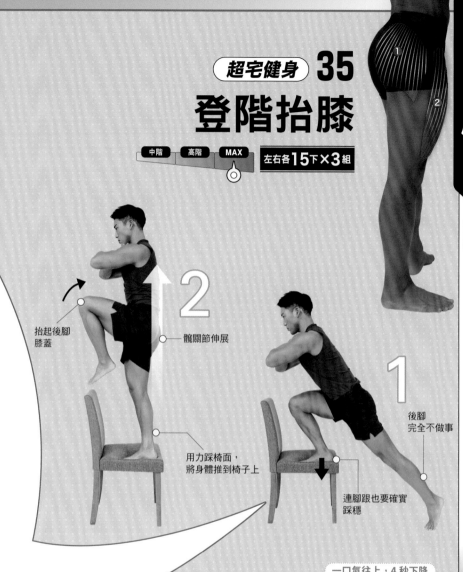

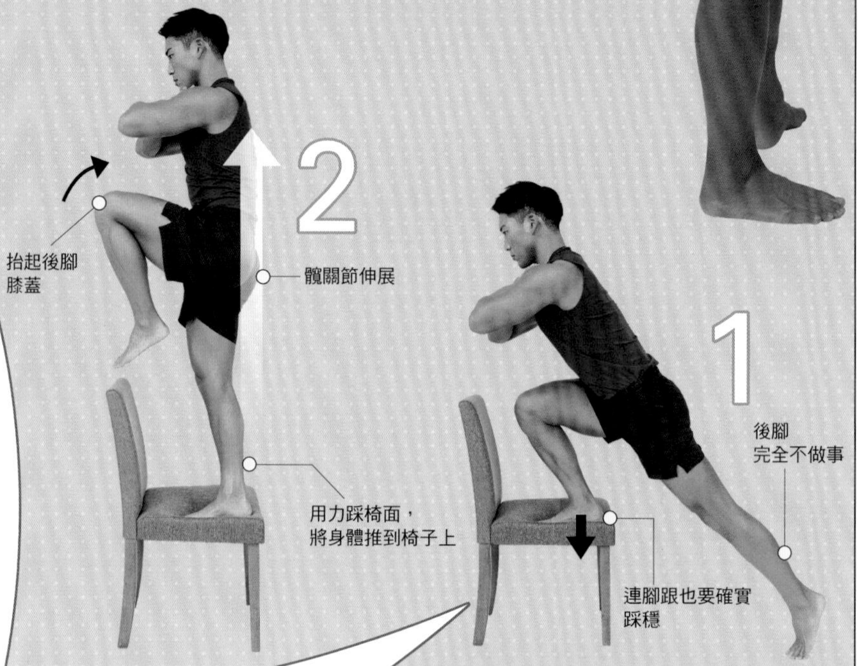
2
抬起後腳膝蓋
髖關節伸展
用力踩椅面，將身體推到椅子上
1
後腳完全不做事
連腳跟也要確實踩穩

一口氣往上，4 秒下降

超理論

從極度伸展到極度縮短

完全不依靠後腳，只憑著前腳的踩踏將身體往上推。這項運動的目的，是鍛鍊出能夠完全以單腳支撐自身體重的力量。

藉著讓放在椅面上那隻腳的髖關節和「滑步分腿蹲」（P84）一樣內旋，增加對臀大肌的負荷，然後用力踩踏，直到髖關節完全伸展。過程中，臀大肌會從極度伸展來到極度縮短，並因此受到完整而強烈的刺激。最後，在有控制力地緩緩下降時，也一樣會持續使用到臀大肌。

超格言

不是蹬起來，而是用力踩！

- ☑ 只有前腳出力
- ☑ 後腳不用往上蹬

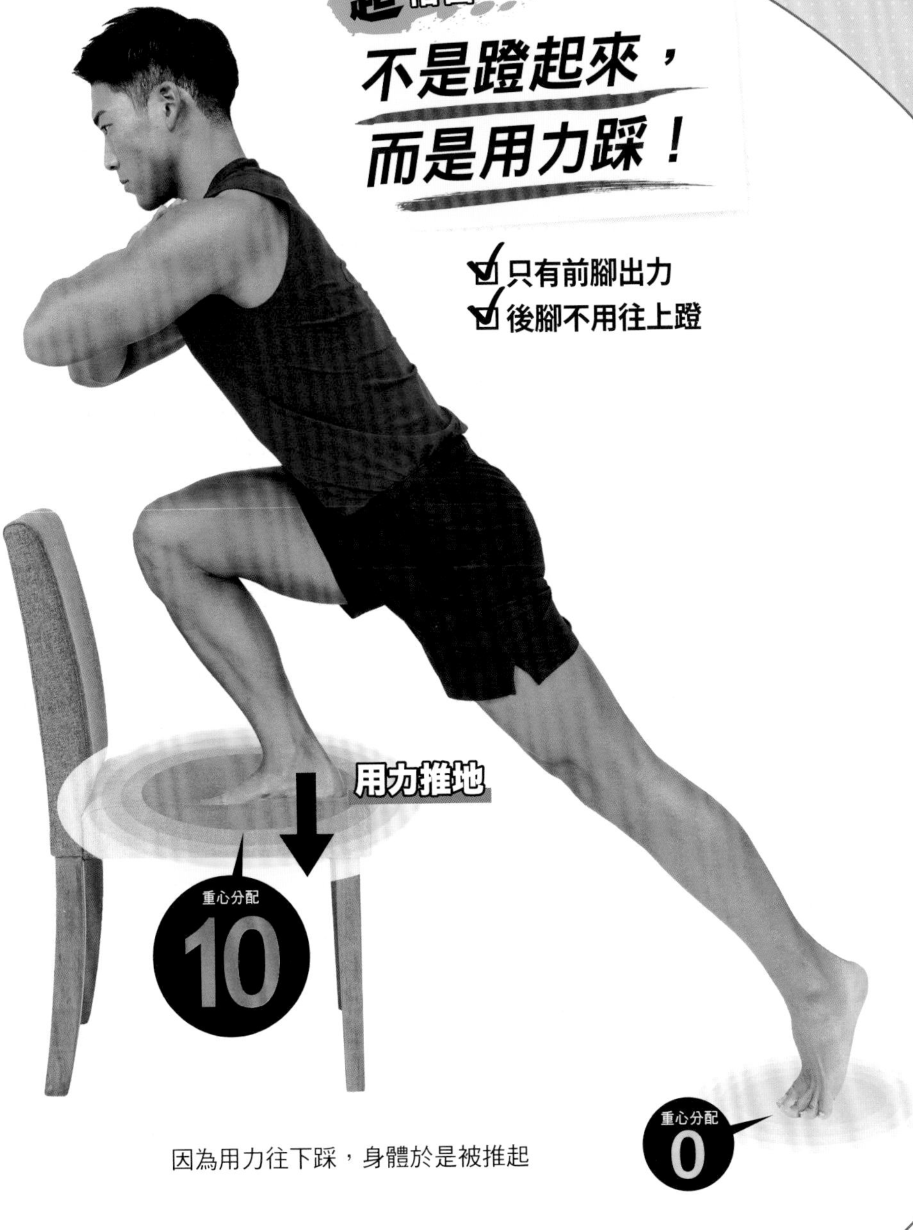

因為用力往下踩，身體於是被推起

伸展的意義

為明天的訓練做準備

有許多人因為太喜愛健身而不重視伸展。可是，你知道持續健身卻不伸展，最後會產生負面的影響嗎？

健身結束後，肌肉會持續處於十分緊繃的狀態。處於緊繃狀態的肌肉會縮短，阻礙血液循環，結果因訓練而產生的老廢物質容易滯留在體內，讓人感覺到疲倦和疼痛。有的人甚至會持續這種感覺好幾天。

健身之後確實伸展，可以減緩肌肉的緊繃，讓人不容易感到疲勞和疼痛。因此，讓人隔天還能好好地繼續訓練這一點，堪稱是伸展的一大好處。

從另一個角度來看，伸展同樣也是好處多多。假使一直都不做伸展，持續短縮的肌肉會使關節的活動性下降。簡單來說，就是柔軟度變差。例如「寬距深蹲」這個動作需要將髖關節大大地往兩側打開，但是如果柔軟度很差，就會沒辦法做。

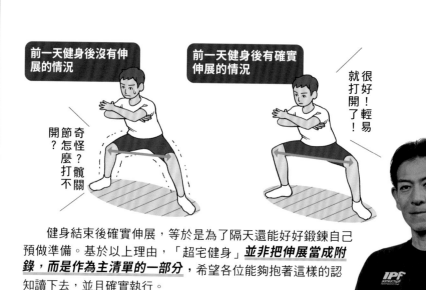

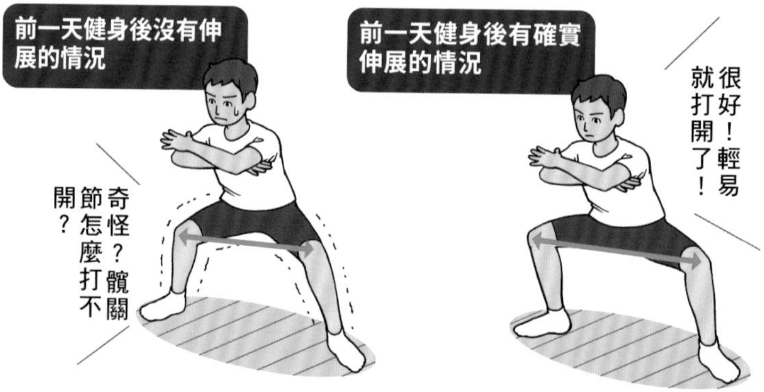
前一天健身後沒有伸展的情況
奇怪？髖關節怎麼打不開？
前一天健身後有確實伸展的情況
很好！輕易就打開了！

健身結束後確實伸展，等於是為了隔天還能好好鍛鍊自己預做準備。基於以上理由，「超宅健身」***並非把伸展當成附錄，而是作為主清單的一部分***，希望各位能夠抱著這樣的認知讀下去，並且確實執行。

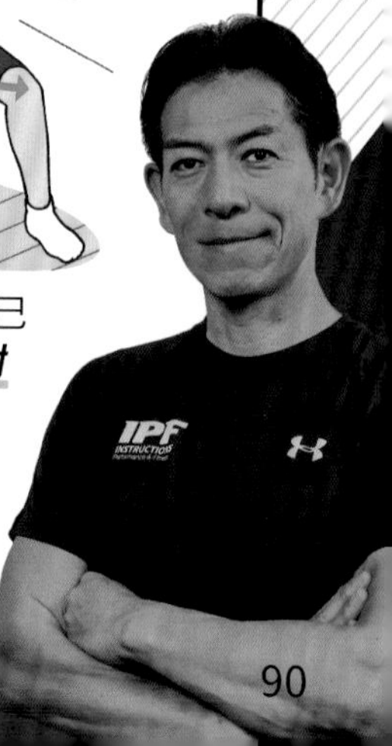

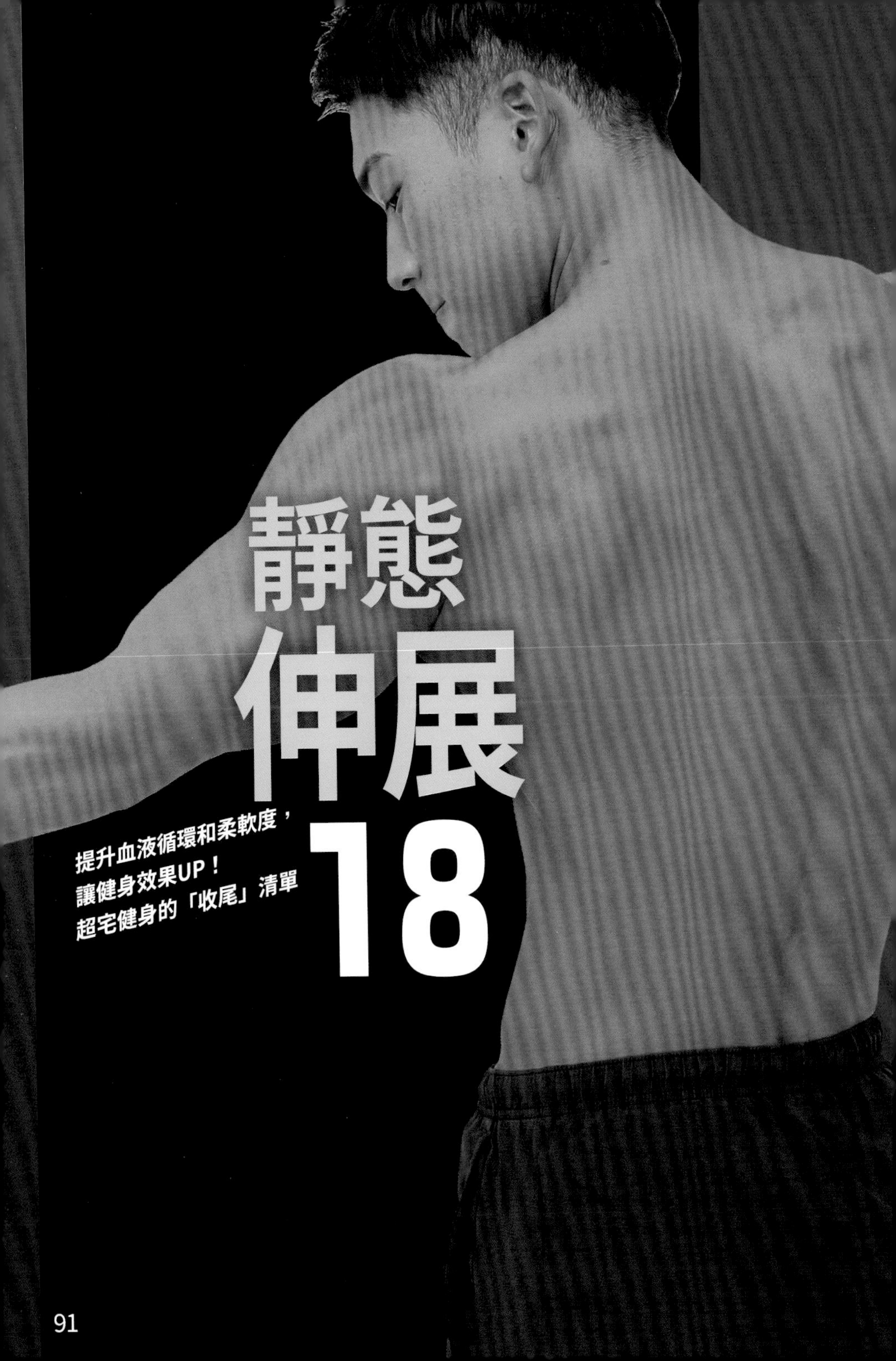

靜態伸展18

提升血液循環和柔軟度，
讓健身效果UP！
超宅健身的「收尾」清單

Target 前鋸肌

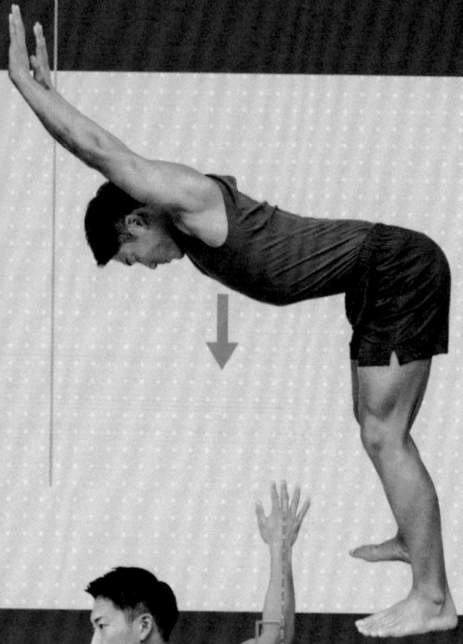

兩手扶著牆壁，像是從髖關節開始彎曲一般前彎。把頭埋進手臂之間，胸部朝地板下壓。

- ☑ 扶牆的雙手距離要盡量窄一點
- ☑ 手肘要盡可能保持伸直
- ☑ 膝蓋可以彎曲，但是要盡量前傾骨盆

Target 胸大肌

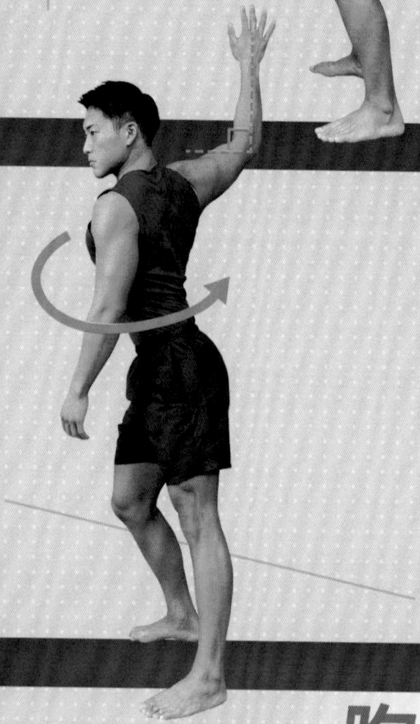

將一隻手的手肘到手掌貼牆，上半身向外扭轉，讓肘側的胸部靠近牆壁。挺胸讓肩胛骨靠攏。相反側的做法亦然。

- ☑ 手肘的位置要比肩膀高幾公分
- ☑ 手肘要彎曲成90度左右
- ☑ 扭轉上半身時，肘側的胸部不要離開牆面

Target 胸大肌（上半部）

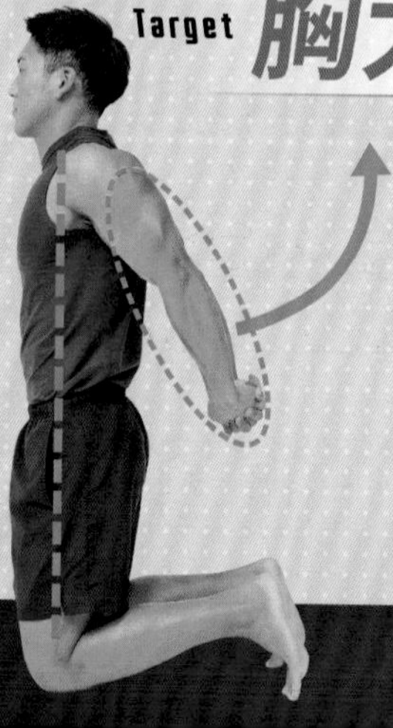

雙手在背後交扣，伸直手肘後盡可能把手往上抬。

- ☑ 手肘要全程伸直
- ☑ 保持肩膀不聳肩
- ☑ 注意上半身不要前傾

Target 髂腰肌

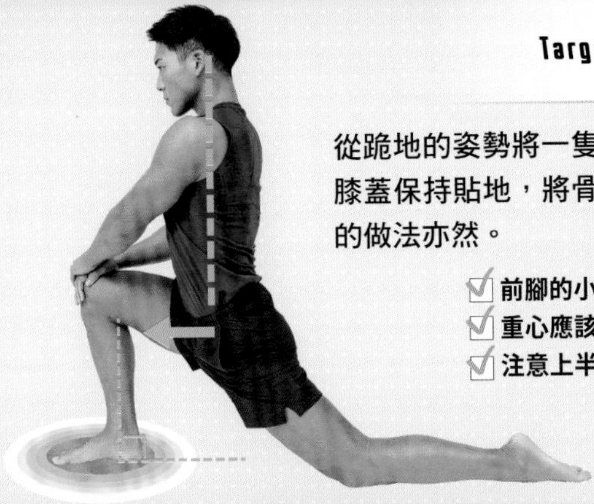

從跪地的姿勢將一隻腳往前跨一大步。後腳膝蓋保持貼地，將骨盆往前方推出。相反側的做法亦然。

- ☑ 前腳的小腿要垂直地板
- ☑ 重心應該放在前腳的整個腳板上
- ☑ 注意上半身不要前傾

Target 腹斜肌

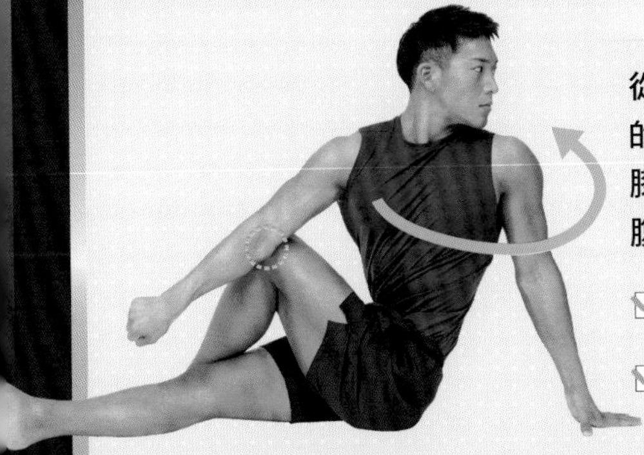

從坐姿彎曲單邊膝蓋放在另一腳的外側，然後用對側手的手肘推膝蓋外側，讓上半身旋轉，扭轉腹部。相反側的做法亦然。

- ☑ 如果很難用手肘推膝蓋外側，也可以用手去推
- ☑ 不要駝背

Target 腹直肌

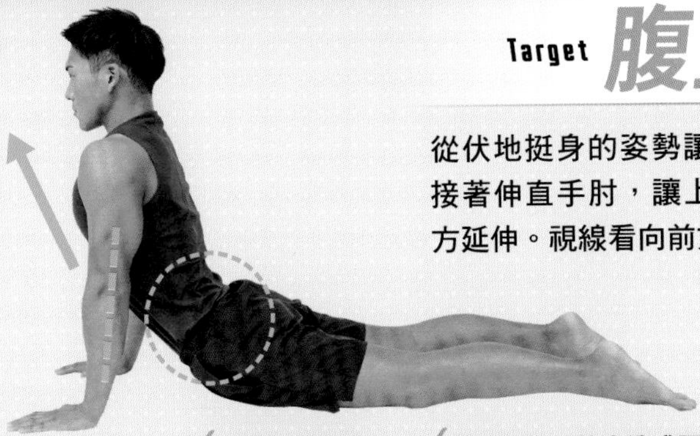

從伏地挺身的姿勢讓腹部貼地，接著伸直手肘，讓上半身往斜上方延伸。視線看向前方。

- ☑ 不可以「折腰」
- ☑ 骨盆要保持貼地
- ☑ 勉強後彎可能會造成腰部疼痛

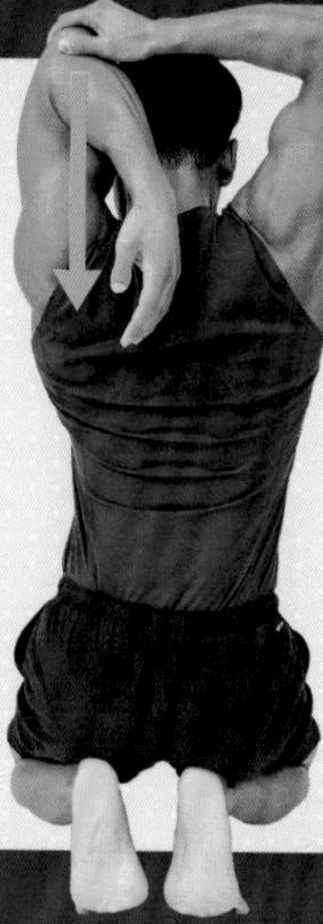

Target 肱三頭肌

將彎曲手肘的一隻手舉至頭頂，用另一隻手抓住手肘，朝下按往背部的方向。相反側的做法亦然。

- ☑ 手肘要確實彎曲
- ☑ 想著用彎曲手肘的手去碰肩胛骨
- ☑ 盡可能挺胸

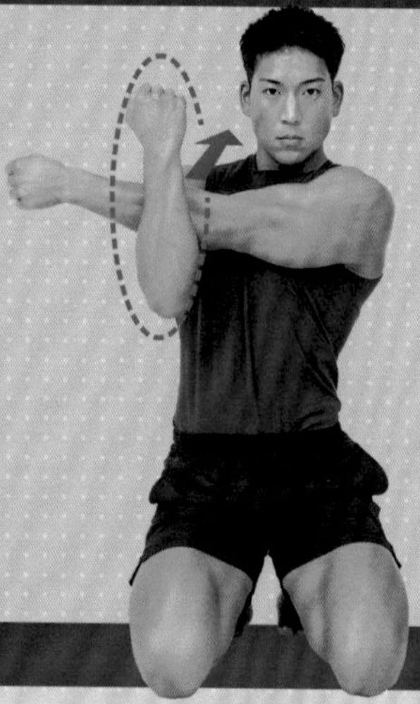

Target 三角肌

將一隻手在胸前伸直，用另一隻手的手肘扣住後拉往身體。相反側的做法亦然。

- ☑ 保持肩膀下沉的狀態
- ☑ 盡可能挺胸

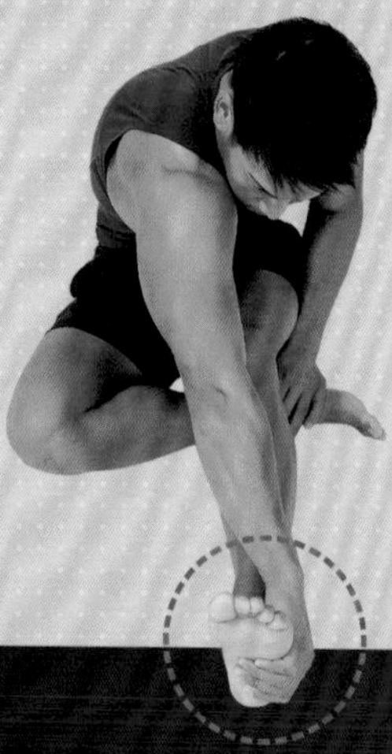

Target 斜方肌

從雙腳前屈的坐姿，將單邊膝蓋倒向外側。用向外倒那一側的手，從對側腳的腳踝外側抓住腳跟。接著將腰向後推，彎曲背部。相反側的做法亦然。

- ☑ 一定要抓腳跟而不是腳尖
- ☑ 往前伸那隻腳的膝蓋要盡量伸直，如此伸展效果更佳

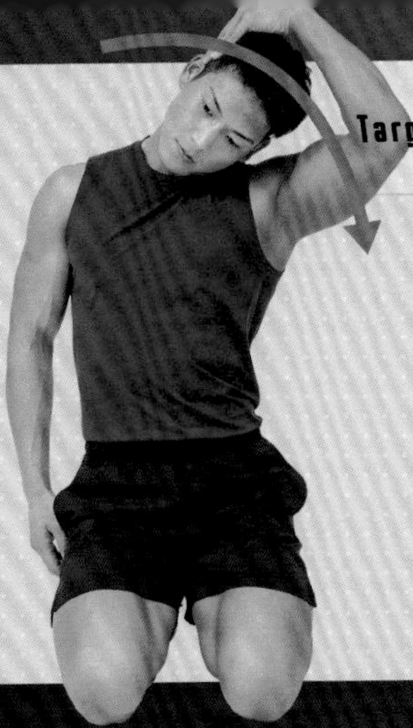

Target 斜方肌（上半部）

單手舉至頭頂，放在相反側的耳朵上方。接著用手輕拉，讓頭稍微倒向斜前方。相反側的做法亦然。

- ☑ 頭要稍微往前倒，而不是倒向側邊
- ☑ 伸展部位會隨臉的方向而改變
- ☑ 找到最有伸展感覺的位置

Target 豎脊肌、臀大肌

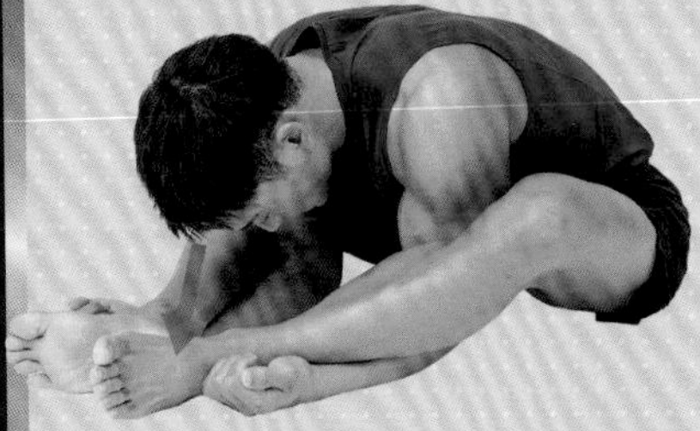

從雙腳前屈的坐姿，讓兩腳稍微往前滑出去，併攏兩腳腳跟，將膝蓋倒向左右兩側。兩手穿過腳的下方，將身體前彎往前帶出。

- ☑ 腳跟的位置越遠，伸展的感覺越強烈
- ☑ 一邊想著讓額頭去碰腳跟，一邊彎曲背部

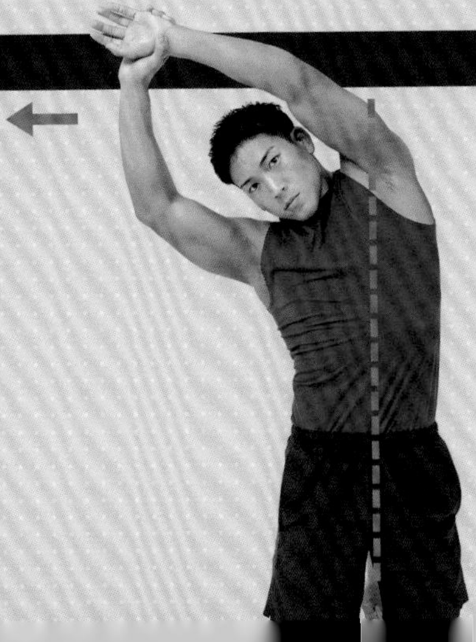

Target 闊背肌

將單手舉至頭頂，用對側手抓住手腕往外拉。相反側的做法亦然。

- ☑ 身體要盡可能挺直
- ☑ 只要想著將舉手側的肋骨往斜上方拉，伸展的感覺就會更強烈

Target 大腿後側肌群

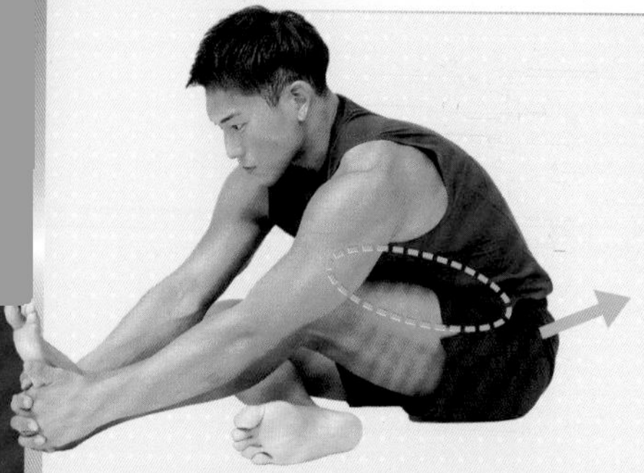

從雙腳前屈的坐姿，將單邊膝蓋倒向外側。用雙手抓住往前伸那隻腳的腳跟，然後將臀部向後推。相反側的做法亦然。

- ☑ 膝蓋可以彎曲，但是要盡可能讓大腿和腹部持續貼在一起
- ☑ 不是前彎，而是將臀部向後推

Target 股四頭肌

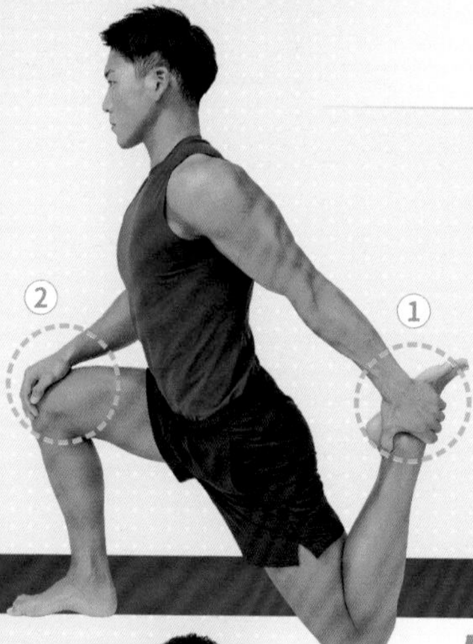

單膝跪地，用單手抓住腳背，接著將另一隻腳往前跨一大步。相反側的做法亦然。

- ☑ 一定要先抓住腳背再跨出另一隻腳
- ☑ 如果先把腳跨出去，抓腳背時大腿後側有可能會抽筋，這一點需要特別留意
- ☑ 盡可能挺直上半身

Target 髖部外旋肌群

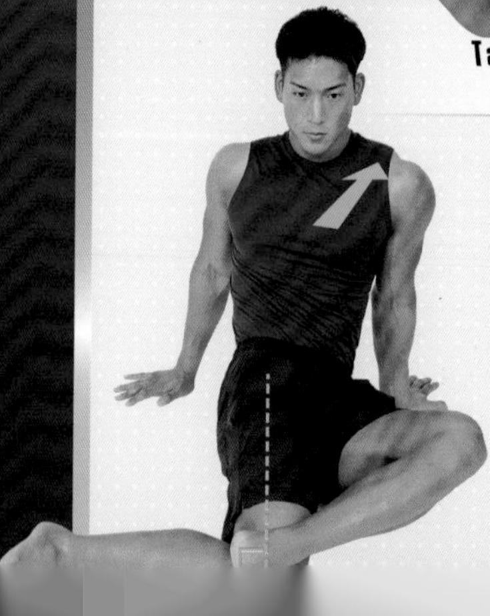

從雙腳前屈的坐姿，將單邊膝蓋倒向內側。倒下的膝蓋角度為90度，並將腳的方向調整成朝向正面。將另一隻腳放在倒下的膝蓋外側，讓身體往後倒。相反側的做法亦然。

- ☑ 身體如果先往後倒，膝蓋就會浮起來，所以要記得將膝蓋壓向地板
- ☑ 由於要伸展的是深層肌肉，因此不知道哪裡正在被伸展是很正常的

Target 腓腸肌

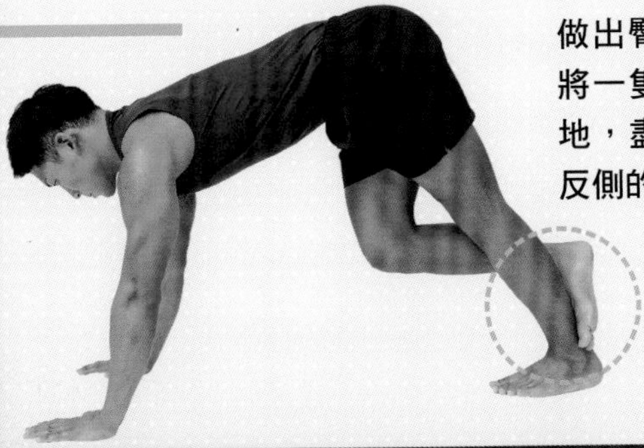

做出臀部上抬的伏地挺身姿勢，將一隻腳跨在小腿肚上。腳跟踩地，盡可能讓身體往前移動。相反側的做法亦然。

- ☑ 在腳跟不離地的前提下，將踩地的腳移動到最深處
- ☑ 膝蓋全程保持伸直
- ☑ 膝蓋如果彎曲，就只會伸展到比目魚肌

Target 內收肌

彎曲單邊膝蓋，打開另一隻腳。上半身前彎，盡可能讓手肘碰地。相反側的做法亦然。

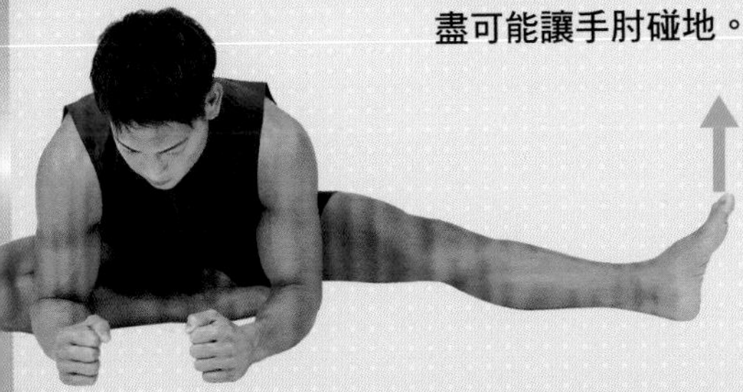

- ☑ 伸出去那隻腳的腳尖要朝上
- ☑ 如果手肘很難碰到地板，就讓手掌貼地，然後盡量彎曲手肘靠近地板

Target 臀大肌

將單邊膝蓋彎曲成90度伸向前方，另一隻腳則隨意地向後拉。一邊想著用胸部去碰前腳小腿，一邊前彎。相反側的做法亦然。

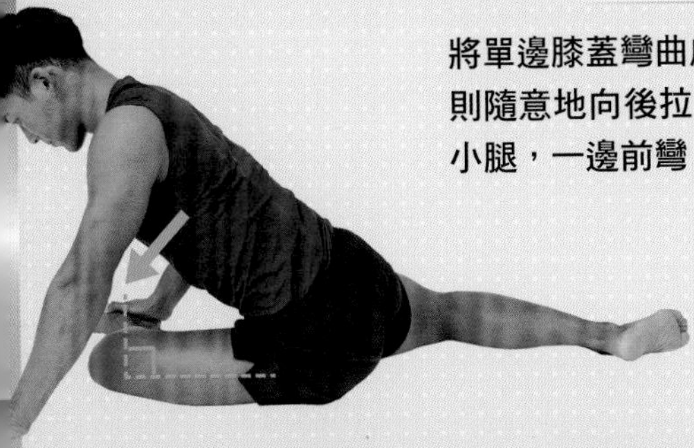

- ☑ 前膝的角度務必要維持90度
- ☑ 如果肩膀能夠來到前膝正上方更好
- ☑ 不要低頭，而要想著將胸部往地板下推

打造健美身形的祕訣

光是鍛鍊胸大肌，胸膛也不會變厚實！

「我為了讓胸膛變厚實，很努力地在鍛鍊胸大肌，可是卻遲遲看不見成效」……我經常聽到有人這麼說。為什麼胸膛會練不厚呢？要找到答案，首先必須思考「厚實胸膛是什麼樣的狀態」這個問題。

沒錯，鍛鍊胸大肌確實會讓胸部變厚。可是如果從側面看，你會發現「胸膛的厚度」也包括了背部的厚度。而所謂背部的厚度，就是斜方肌的厚度。換句話說，胸大肌和斜方肌兩者都要鍛鍊，才會獲得厚實的胸膛。

只鍛鍊胸大肌的情況　　鍛鍊胸大肌＋斜方肌的情況

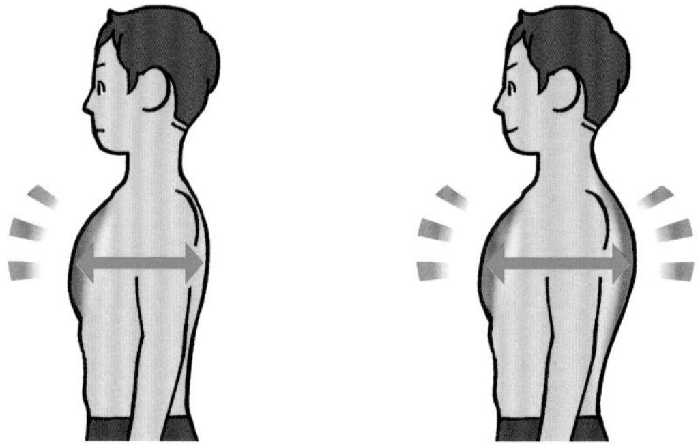

讓肩膀變寬也是相同的道理。即使一直鍛鍊三角肌，肩膀看起來也不會變寬。這是因為讓人的身體往側邊突出的，其實是肱三頭肌。也就是說，除了三角肌外也鍛鍊肱三頭肌，才能打造出寬闊的肩膀。

腹肌的塊狀不夠明顯這個問題也是如此。如果靠近腹直肌的胸大肌下半部不發達，對比性不夠強烈，便無法突顯腹直肌的線條。假使體脂肪率相同，腹直肌也同樣發達，那麼胸大肌下半部較發達者的腹肌會顯得更線條分明。

非主要目標的肌肉也配合著一起鍛鍊，會讓人的外觀大為改變。好了，最後就請各位盡情享受超宅健身組合清單的妙趣吧。

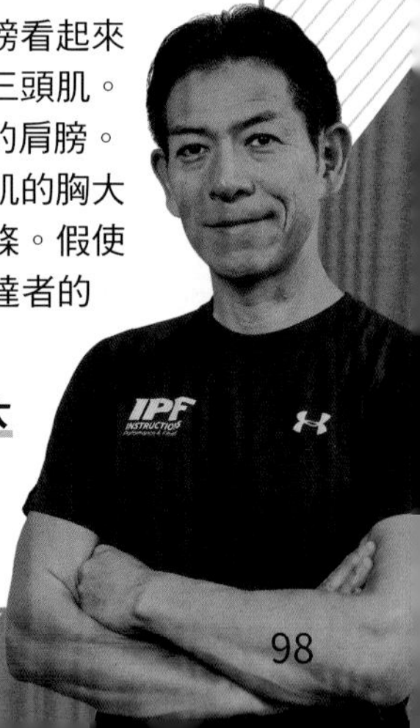

依目的分類！
超快速成清單 5

打造更理想身形的超宅健身版清單

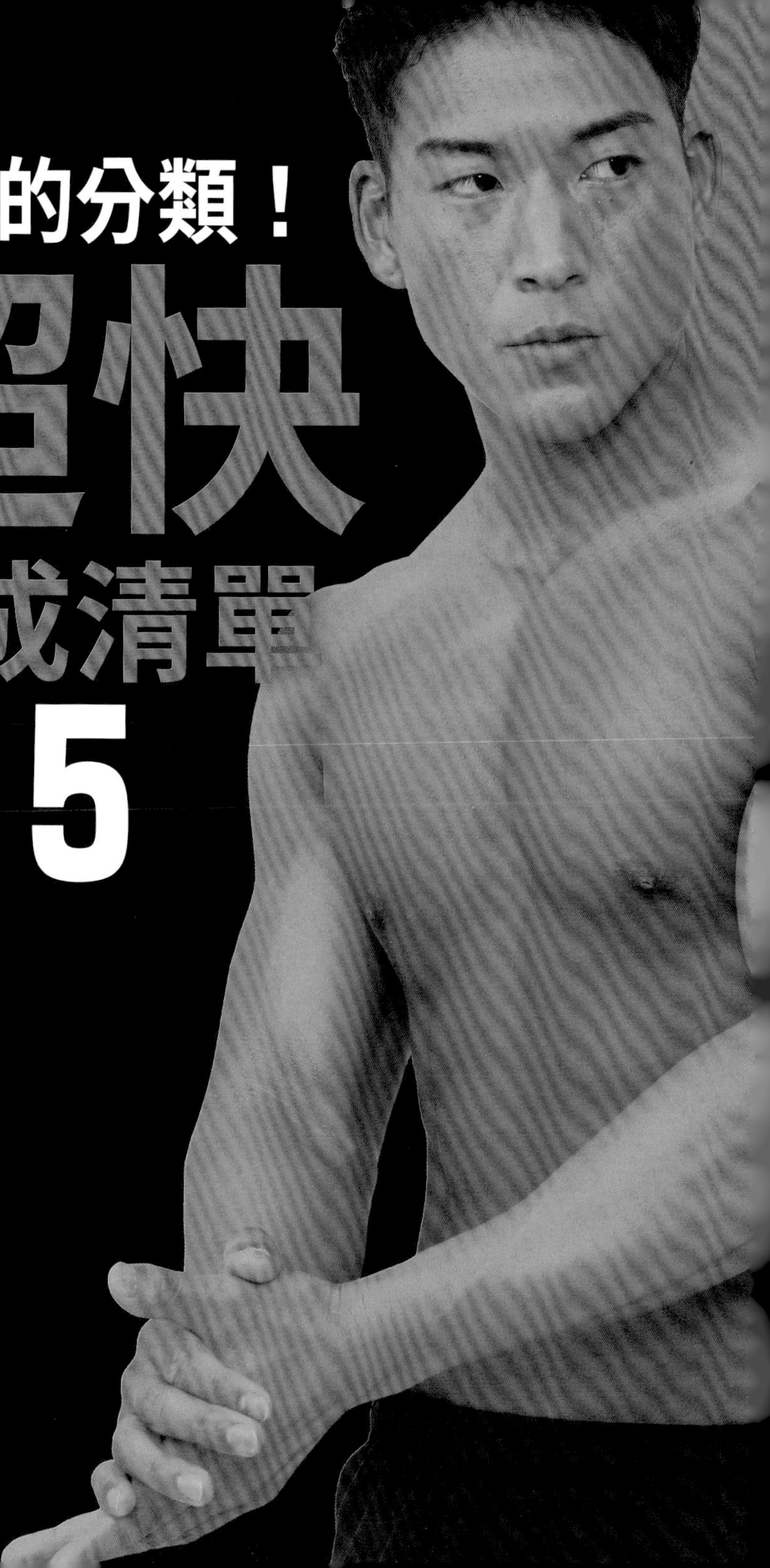

目的

打造魄力十足的胸膛！

手段

要讓胸膛看起來魄力十足……不能只靠發達的胸大肌。同時促使背側＝斜方肌成長，才能增加身體的厚度，讓視覺效果更為強烈。為了達成目的，本清單會從2種伏地挺身開始。由於肱三頭肌的疲勞會使得胸肌運動的精準度下降，因此後半部是以不會使用到三頭肌的「側向爬行」來繼續刺激胸大肌。最後，再以刺激斜方肌的「反向肘撐飛鳥」作為結尾。

達成的祕訣

絕對不要盲目追求次數。
即使做不完指定次數，
也要盡可能想著對胸大肌施加壓力。

Exercise 1

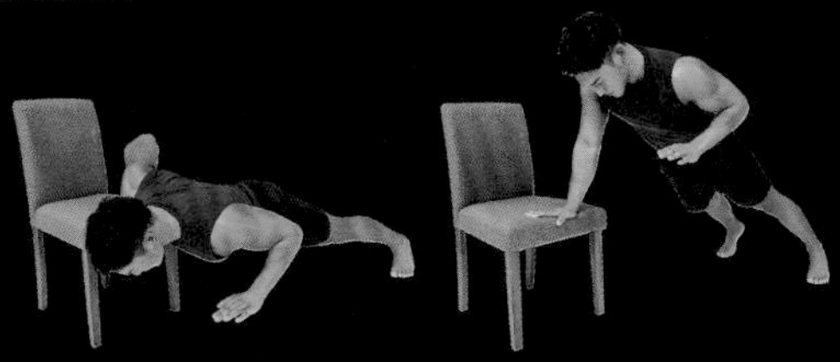

慢速伏地挺身

超宅健身 06

詳見➡P30

左右各10下×2組

組間休息60秒

Exercise 2

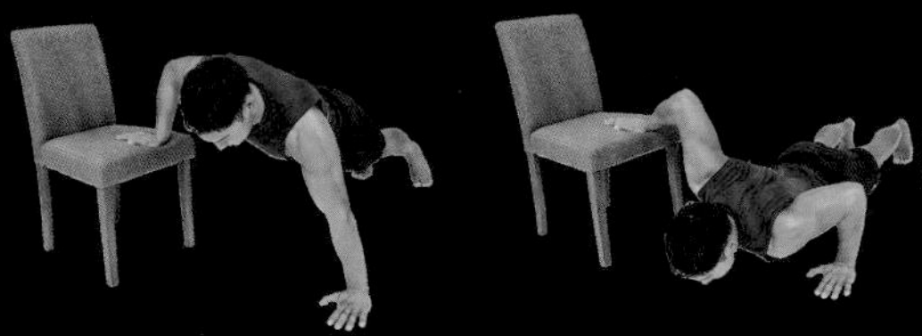

不對稱伏地挺身

超宅健身 05

詳見➡P28

左右各10下×2組

組間休息60秒

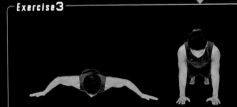

Exercise 3

側向爬行

超宅健身 03

詳見➡P24

往返10次×2組

組間休息60秒

Exercise 4

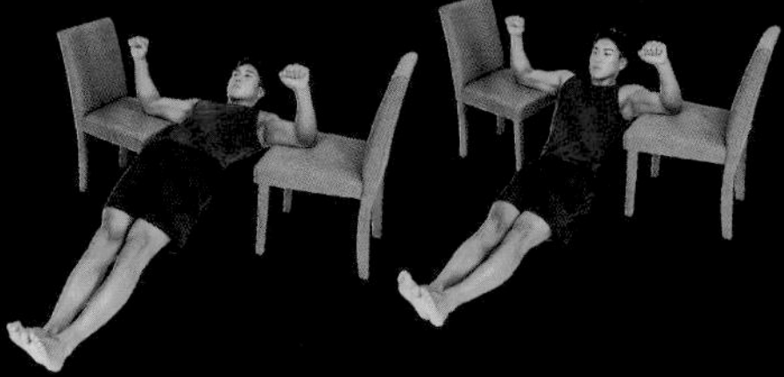

反向肘撐飛鳥

超宅健身 26

詳見➡P70

10下×3組

※各動作的執行次數、組數是專為本清單特別設計。

依目的分類！超快速成清單

打造超越六塊肌的冰塊腹肌！

目的

想要加強腹肌的存在感，有3點必須做到。那就是：分別強化腹部上方的胸大肌和下方的髂腰肌，以及讓腹直肌肥大。

手段

利用「上下平板支撐」和「側抬膝伏地挺身」讓胸肌和腹肌的界線明確，以「懸空抬膝」給予髂腰肌下半部產生厚度所需要的刺激，之後再以「轉體捲腹」和「肘碰膝」讓腹直肌肥大。

達成的祕訣

最後2個動作的確實程度
將是成功與否的關鍵。絕對不要妥協。
越是感到艱難，就越要嚴格要求自己！！

依目的分類！超快速成清單

Exercise 1

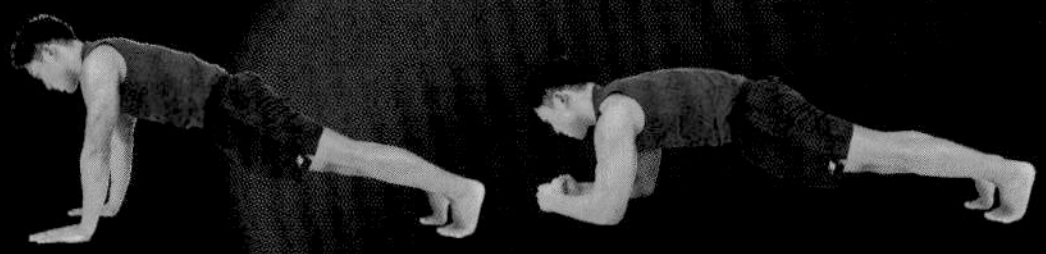

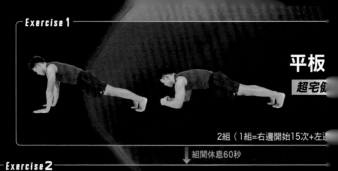

平板

超宅健

2組（1組=右邊開始15次+左邊

↓ 組間休息60秒

Exercise 2

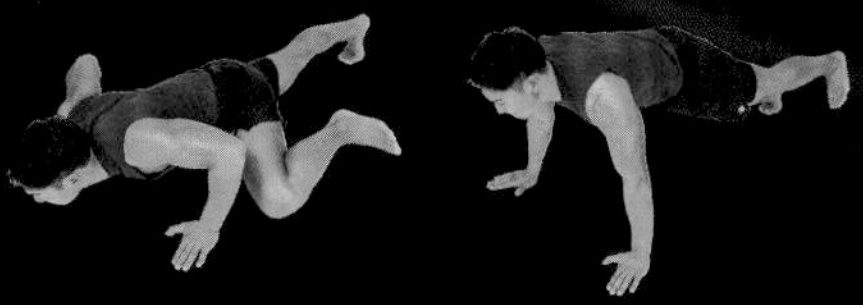

側抬
伏地挺

超宅健身

詳見

左右各15

↓ 組間休息60秒

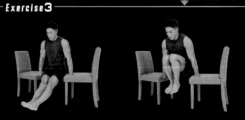

Exercise 3

懸空抬膝

超宅健身 15

詳見➡P48

15下×2

↓ 組間休息60秒

Exercise 4

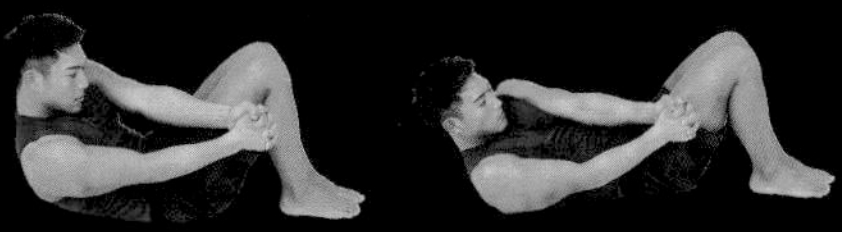

轉體捲腹

超宅健身 13

詳見➡P44

左右各20下×2組

↓ 組間休息60秒

Exercise 5

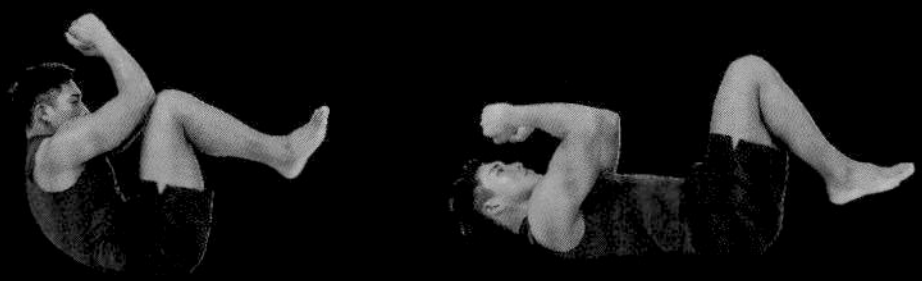

肘碰膝

超宅健身 14

詳見➡P46

20下×2組

※各動作的執行次數、組數是專為本清單特別設計。

目的

打造360度都渾圓厚實、無懈可擊的南瓜肩！

手段

如果只是籠統地鍛鍊整體，是無法讓肩膀變得渾圓厚實的。請明確地分割成「前、中、後」3個部位，來選擇訓練的動作。在這份清單中，首先會以「倒立伏地挺身」給予整體強烈的刺激。接著分別以「椅子前平舉」刺激三角肌前束，以「毛巾直立划船」刺激三角肌中束，以「毛巾划船」刺激三角肌後束。最後2個動作雖然不會有物理上的移動，但是正因為如此，發揮最大的力量非常重要。竭盡全力，完成訓練吧。

達成的祕訣

在最後2個動作發揮全力至關重要。話雖如此，也不是要各位在前半部保留體力。而是要將結束前面2個動作後幾乎用光的力氣，徹底榨到一滴不剩。

Exercise 1

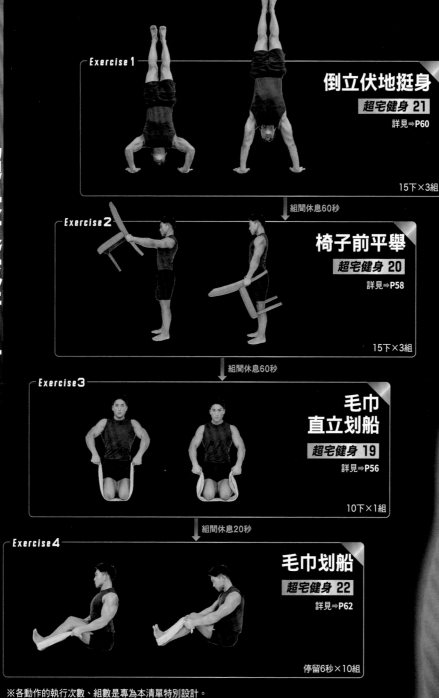

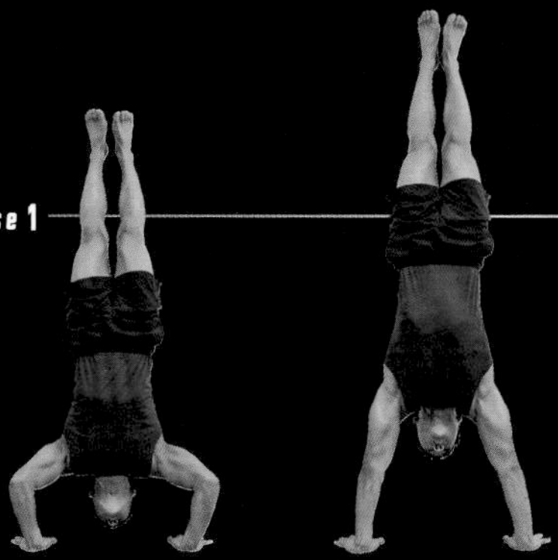

倒立伏地挺身

超宅健身 21

詳見➡P60

15下×3組

組間休息60秒

Exercise 2

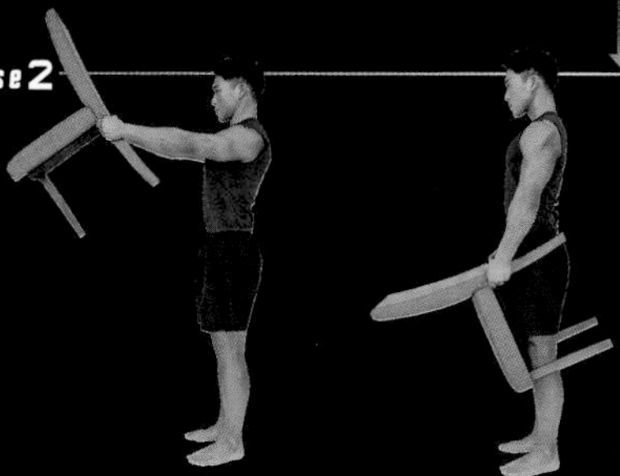

椅子前平舉

超宅健身 20

詳見➡P58

15下×3組

組間休息60秒

Exercise 3

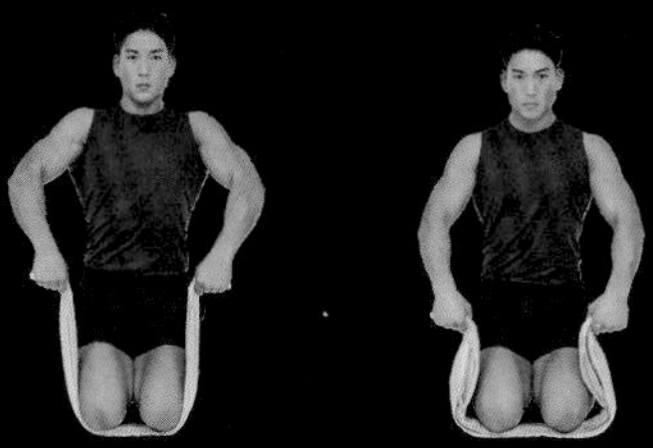

毛巾直立划船

超宅健身 19

詳見➡P56

10下×1組

組間休息20秒

Exercise 4

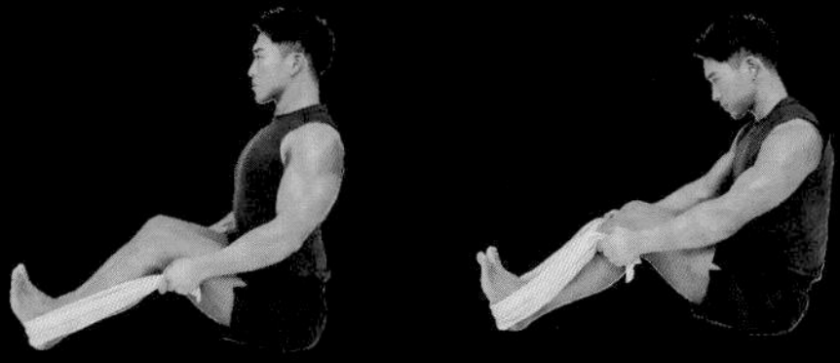

毛巾划船

超宅健身 22

詳見➡P62

停留6秒×10組

※各動作的執行次數、組數是專為本清單特別設計。

目的

練就倒三角身材必備的寬闊背部！

很多人以為所謂「倒三角形」的上邊是肩寬，於是為了讓肩膀變寬而拚命地只做肩膀的訓練動作。但事實上，上邊是由肱三頭肌和闊背肌打造出來的。所以，這份清單是由背部

手段

和手臂的訓練動作所組成。尤其後半部的肱三頭肌訓練動作會讓手臂垂放時身體看起來很寬，因此是打造寬闊背部非常重要的動作。

達成的祕訣

這些動作很容易讓人做出聳肩的姿勢，但是聳肩的姿勢看起來一點都不有型。請注意千萬要讓肩膀下沉。

依目的分類！超快速成清單

Exercise 1

正手仰臥划船

超宅健身 25

詳見➡P68

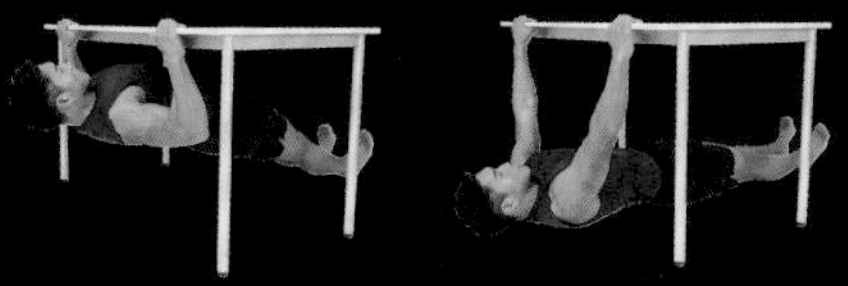

15下×3組

組間休息60秒

Exercise 2

反手仰臥划船

超宅健身 24

詳見➡P66

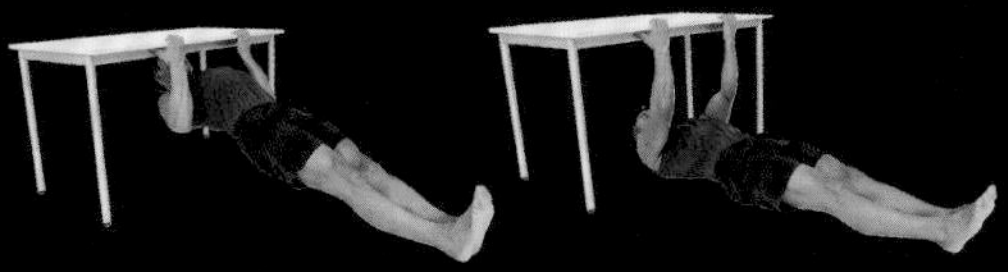

5下×3組

組間休息60秒

Exercise 3

反向伏地挺身

超宅健身 23

詳見➡P64

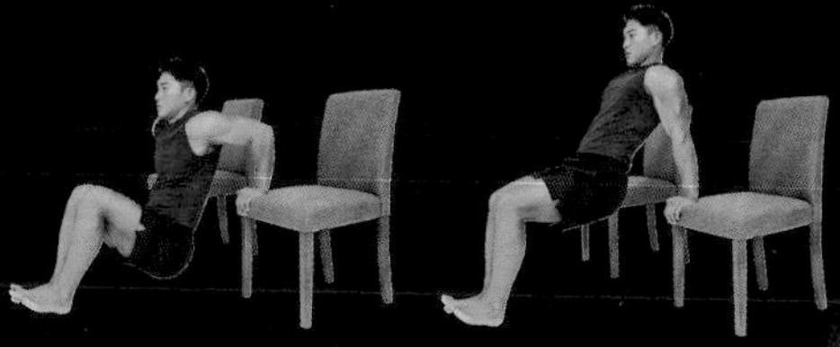

15下×3組

組間休息60秒

Exercise 4

三角伏地挺身

超宅健身 17

詳見➡P52

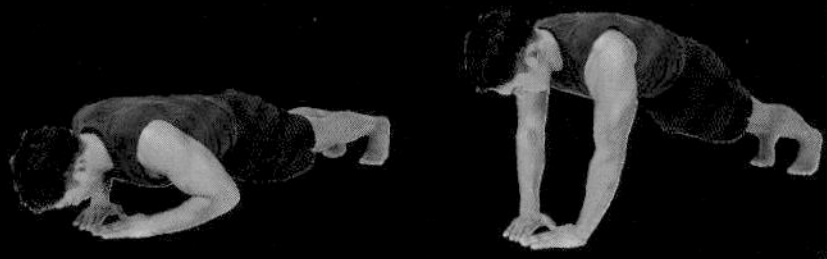

15下×2組

組間休息60秒

Exercise 5

俯臥三頭肌伸展

超宅健身 18

詳見➡P54

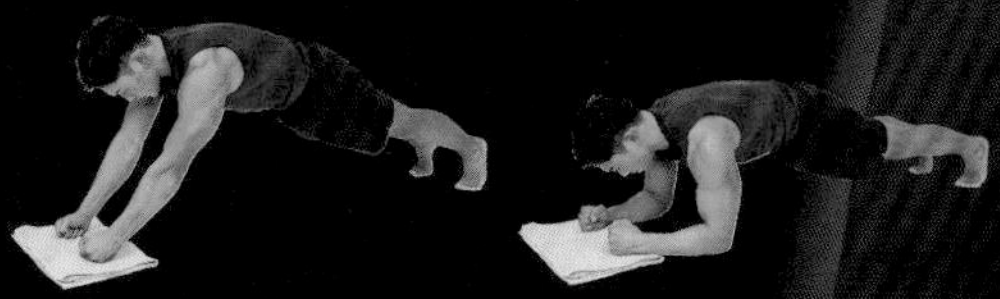

10下×2組

※各動作的執行次數、組數是專為本清單特別設計。

打造宛如脫胎換骨般的長腿！

目的

我們雖然無法改變腿的長度，但是可以讓腿看起來變長。

手段

關鍵就在於臀部。利用「保加利亞分腿蹲」、「登階抬膝」讓臀大肌變得發達，如此一來臀部的頂端位置就會變高，同時臀部脂肪也會被提起來，腿也就因此看起來變長了。另外，最後2個動作會訓練到大腿後側肌群，而隨著臀部下方鬆垮的肉減少，腿自然也會感覺變長。

達成的祕訣

前2個動作在訓練臀大肌的同時，
股四頭肌所承受的負擔也很大。
可是在執行動作時，
想著以臀大肌讓髖關節伸展，
會讓臀大肌更充分地被使用到。
請務必要帶著這樣的想法執行動作。

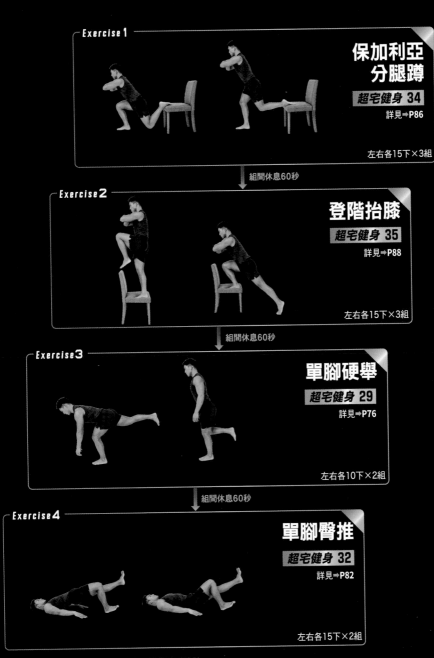

Exercise 1

保加利亞分腿蹲

超宅健身 34

詳見➡P86

左右各15下×3組

組間休息60秒

Exercise 2

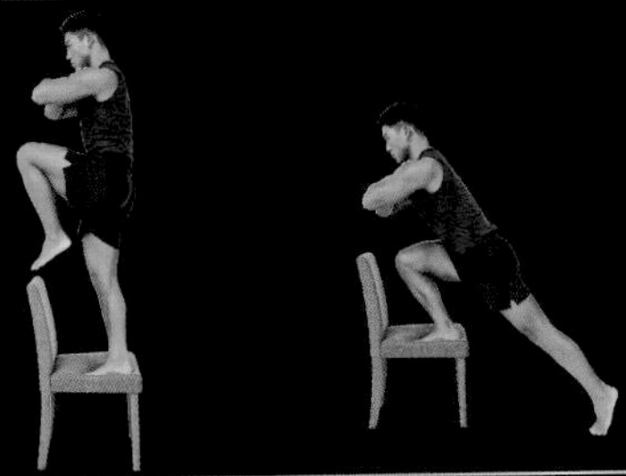

登階抬膝

超宅健身 35

詳見➡P88

左右各15下×3組

組間休息60秒

Exercise 3

單腳硬舉

超宅健身 29

詳見➡P76

左右各10下×2組

組間休息60秒

Exercise 4

單腳臀推

超宅健身 32

詳見➡P82

左右各15下×2組

※各動作的執行次數、組數是專為本清單特別設計。

結語

「你可以做幾下伏地挺身？」這個問題，很遺憾的其實沒有什麼意義。因為「你是用什麼樣的姿勢做伏地挺身？」這樣的疑問，才是訓練的本質。

參加學校社團活動時，被要求做「伏地挺身50下！」，於是就卯起來完成50下這樣的經驗，這已經是「運動員的家常便飯了」。可是就結果而言，卻只有學到為了完成50下而做出的敷衍姿勢，很遺憾並沒有達到強化肌肉的效果。

我在指導他人健身時，會大幅改變且嚴格地修正他們在不知不覺間學會的敷衍姿勢。結果你們知道發生什麼事了嗎？他們都因為覺得太痛苦，而頂多只能做10下左右。假設我要求學員以「我所指定的姿勢」做10下伏地挺身，學員在第8下時姿勢就垮掉了，我就會告訴學員不用再做下去。這是因為就算用不正確的姿勢做完剩餘的2下，也不會帶給肌肉應有的刺激。

也就是說，比起一味地反覆次數，努力不讓姿勢垮掉的意義更大。選手們也一致認為，注重姿勢的訓練能夠帶來更大的成效。

能造就出現在的我，是長年在沒有機器、沒有器材，什麼都沒有的體育館和操場指導健身的經驗。而那些經驗讓我確切地明白到，即便沒有任何資源，只要有正確的知識就能打造出強健的身體，並且確實地展現出成果。

我指導過的頂尖運動員曾經對我說：「我覺得好的教練，應該是像你一樣即使在空無一物的場所，也能想出100種有效訓練動作的人」，這句話讓我非常開心。因為，我能感覺到這位選手明白訓練最重要的不是「使用什麼」，而是「要怎麼做」這個道理。

想要大大改變認為「在家沒辦法做有效訓練」的人的想法。想要抹去徒手訓練＝輕鬆訓練的印象。想要讓更多的人呈現出比以往更好的成果。想要讓大家發覺自己身上的可能性。這樣的想法，正是促使我寫下這本書最大的理由。

倘若各位能夠從本書中，獲得無論何時、何地都能持續鍛鍊身體的啟發，那將是我最大的榮幸。然後，假使本書有撼動到你的健身魂，那我真是再開心不過了（笑）。非常感謝各位讀到最後。

清水　忍

■作者介紹

清水 忍（SHIMIZU SHINOBU）

（株）INSTRUCTIONS代表、健身房IPF首席教練、全美運動醫學會認定運動生理師（ACSM／EP-C）、NESTA JAPAN區經理、健康運動指導士。

1967年出生於群馬縣。在大型健身俱樂部任職後，成為運動教練培育學校講師，而後獨立。滿足「根據」、「理解」、「動機」三者的指導方式深受運動業界人士信賴，並擔任美國職棒大聯盟球員菊池雄星投手等專業運動員的私人教練，擁有超高人氣。另外，自2016年起開設以提升年輕教練程度為目標的講座「清水塾」，對於培育後進同樣不遺餘力。

活躍於電視、雜誌等眾多媒體。著有《ロジカル筋トレ 超合理的に体を変える（暫譯：邏輯健身 用最合理的方式改造身體）》（幻冬舍新書），另有監修多本書籍。

■日文版 STAFF

模特兒：小野瀨翔悟
妝髮：釣谷ゆうき
插畫：丸口洋平
靜態攝影、影片：岡本名央
設計：宇都宮久美子
DTP：研友社印刷株式会社
執筆、編輯協力：鈴木彩乃
企劃、編輯：岡村由貴

超宅健身

在家也能練出六塊肌！ 35 項最強徒手訓練技法

2022 年 5 月 1 日　初版第一刷發行

作　　者　清水忍
譯　　者　曹茹蘋
編　　輯　魏紫庭、陳映潔
發 行 人　南部裕
發 行 所　台灣東販股份有限公司
　　　　　<地址>台北市南京東路 4 段 130 號 2F-1
　　　　　<電話>（02）2577-8878
　　　　　<傳真>（02）2577-8896
　　　　　<網址> http://www.tohan.com.tw
郵撥帳號　1405049-4
法律顧問　蕭雄淋律師
總 經 銷　聯合發行股份有限公司
　　　　　<電話>（02）2917-8022

TOHAN

國家圖書館出版品預行編目（CIP）資料

超宅健身：在家也能練出六塊肌!35項最強徒手訓練技法/清水忍著；曹茹蘋譯. -- 初版. -- 臺北市：臺灣東販股份有限公司, 2022.05
112面；14.8×21公分
ISBN 978-626-329-226-0(平裝)

1.CST: 健身運動 2.CST: 運動訓練

411.711　　111004976